RÉGIME OMAD 2025

110 Recettes Une Nouvelle approche du Bien-être et de la perte de Poids Révolutionnez votre vie avec un Seul Repas par jour

KLARLOCK

CLAUSE DE NON-RESPONSABILITÉ

Ce livre vise à fournir du matériel utile et informatif sur les sujets abordés dans la publication. Il est vendu étant entendu que l'auteur et l'éditeur ne sont pas engagés à fournir des services médicaux personnels, des soins de santé ou d'autres services professionnels dans le livre. Le lecteur doit consulter son médecin, son prestataire de soins de santé ou tout autre professionnel compétent avant d'adopter les suggestions de ce livre ou de tirer des conclusions. L'auteur et l'éditeur déclinent expressément toute responsabilité pour toute responsabilité, perte ou risque, personnel ou autre, découlant, directement ou indirectement, de l'utilisation et de l'application de tout contenu de ce livre.

NOTE

Toutes les recettes de ce livre sont conçues pour quatre personnes. Pour cette quantité, il faut considérer les ingrédients indiqués dans les recettes. Si vous devez modifier la portion, il est recommandé d'ajuster proportionnellement les doses des ingrédients. Il est également recommandé de suivre scrupuleusement les instructions de préparation et de cuisson pour obtenir le meilleur résultat. Dans le contexte de ce livre, lorsque nous faisons référence à « une tasse » comme unité de mesure des ingrédients, nous entendons l'utilisation d'une tasse de cuisine standard d'une capacité d'environ 240 millilitres. Il est indispensable d'utiliser une tasse à mesurer pour obtenir les bonnes quantités d'ingrédients. Si vous n'avez pas de verre doseur, vous pouvez utiliser un verre doseur gradué en veillant à bien correspondre aux proportions indiquées. Voici quelques exemples 1 Tasse de farine 100 gr. 1 tasse de riz 200 gr. 1 Tasse de Quinoa 200 gr

RECETTES PREMIERS PLATS

RECETTES DEUXIÈME PLATS

INTRODUCTION AU RÉGIME OMAD

QU'EST-CE QUE LE RÉGIME OMAD

HISTOIRE ET ORIGINES DU RÉGIME OMAD

Le régime OMAD, acronyme de « One Meal A Day », est une forme de jeûne intermittent qui consiste à consommer toutes vos calories quotidiennes en une seule séance de repas. Ce régime repose sur l'idée de réduire la fréquence des repas pour améliorer la santé et faciliter la perte de poids. Qu'est-ce que le régime OMAD Le régime OMAD est une pratique diététique qui consiste à consommer un seul repas complet par jour, généralement dans une fenêtre d'une heure, tout en jeûnant pendant les 23 heures restantes. Ce régime est l'une des variantes les plus extrêmes du jeûne intermittent, qui comprend d'autres formes telles que le 16:8

(16 heures de jeûne et 8 heures de repas) et le 5:2 (cinq jours de jeûne). alimentation normale et deux jours de restriction calorique). Histoire et origines du régime OMAD Le concept de manger un seul repas par jour n'est pas nouveau. Différentes cultures et traditions religieuses pratiquent le jeûne depuis des siècles dans le cadre de leurs routines spirituelles et de santé. Cependant, le régime OMAD a gagné en popularité ces dernières années grâce à des rapports anecdotiques faisant état de personnes bénéficiant de bénéfices notables en termes de perte de poids et de bien-être général. Sa simplicité et son potentiel à améliorer la santé métabolique ont attiré l'attention de ceux qui recherchent des solutions efficaces en matière de gestion du poids et de santé. Avantages potentiels De nombreuses études suggèrent que le jeûne intermittent peut offrir de nombreux avantages pour la santé, et le régime OMAD ne fait pas exception. Les avantages potentiels comprennent : Perte de poids : En réduisant le nombre de repas que vous

prenez, de nombreuses personnes trouvent plus facile de maintenir un déficit calorique, essentiel à la perte de poids. Amélioration de Métabolisme : Le jeûne peut augmenter la sensibilité à l'insuline et favoriser la production d'hormones qui aident à brûler les graisses. Simplicité et commodité : Manger une fois par jour peut simplifier la planification des repas et réduire le temps passé à préparer les aliments. Avantages mentaux : Certains praticiens signalent une clarté mentale et une concentration accrues pendant les périodes de jeûne. Longévité et santé cellulaire : des études animales suggèrent que le jeûne peut favoriser la longévité et améliorer la santé cellulaire, bien que des recherches supplémentaires soient nécessaires pour confirmer ces effets chez l'homme. Le régime OMAD représente un défi de taille et ne convient pas à tout le monde. Il est important de bien réfléchir à vos besoins nutritionnels et de consulter un médecin ou un nutritionniste avant de vous lancer dans ce régime.

PRINCIPES DE BASE DU RÉGIME OMAD

Le régime OMAD (One Meal A Day) est basé sur un concept simple mais stimulant : consommer toutes vos calories quotidiennes en un seul repas. Cette approche du jeûne intermittent offre des avantages potentiels pour la perte de poids, la santé métabolique et le bien-être général, mais nécessite une compréhension claire de ses principes de base pour être pratiquée efficacement et en toute sécurité. Comment fonctionne le régime OMAD Le régime OMAD consiste à manger un seul repas complet par jour, généralement dans un créneau d'une heure. Pendant les 23 heures restantes, vous jeûnez. Cette approche peut être flexible en ce qui concerne le calendrier des repas, en fonction des préférences personnelles et des engagements quotidiens, mais il est important de maintenir la fenêtre de jeûne pour obtenir un maximum d'avantages. Fenêtre de repas et jeûne 1. Fenêtre de repas

La fenêtre de repas est la période pendant laquelle vous prenez votre repas quotidien. Cela peut varier, mais dure généralement une heure. Pendant cette période, il est essentiel de consommer un repas nutritif et équilibré qui apporte toutes les calories et tous les nutriments nécessaires au maintien de l'organisme jusqu'au prochain repas. 2. Période de jeûne : Pendant les 23 heures de jeûne, il est recommandé de consommer uniquement de l'eau, du thé, du café noir et d'autres boissons sans calories. Éviter tout aliment ou boisson calorique est crucial pour maintenir l'état de jeûne et permettre à l'organisme de bénéficier des processus métaboliques activés pendant cette période. Choisir les aliments Choisir les bons aliments est essentiel au succès du régime OMAD. Un seul repas par jour devrait suffire à répondre à vos besoins nutritionnels quotidiens, il est donc important d'inclure une variété d'aliments nutritifs : Protéines : La viande maigre, le poisson, les œufs, les légumineuses et le tofu sont d'excellentes sources de protéines essentielles à la réparation et à l'entretien. des tissus corporels. Glucides complexes : grains entiers, féculents et légumineuses ils fournissent une énergie durable et des fibres pour la digestion. Graisses saines : Les avocats, les noix, les graines, l'huile d'olive et les poissons gras comme le saumon sont riches en acides gras essentiels qui soutiennent la santé du cœur et du cerveau. Légumes : Une large gamme de légumes, en particulier les légumes-feuilles, fournissent des vitamines, des minéraux et des antioxydants essentiels au bien-être général. Fruits : Les fruits frais sont une source naturelle de vitamines, de minéraux et de fibres, mais il est important de ne pas en abuser en raison de leur teneur naturelle en sucre. Equilibre calorique et nutritionnel Il est essentiel que le repas unique consommé dans le régime OMAD soit bien équilibré d'un point de vue calorique et nutritionnel. Assurez-vous d'inclure une combinaison adéquate de macronutriments (protéines, glucides et graisses) et de micronutriments (vitamines et minéraux) pour soutenir toutes les fonctions du corps et prévenir les carences nutritionnelles. Personnalisation et écoute du corps Le régime OMAD peut être personnalisé selon les besoins individuel. Il est important d'être à l'écoute de son corps et d'adapter son approche selon les besoins. Certaines personnes peuvent commencer avec une fenêtre de repas plus grande et la réduire progressivement, tandis que d'autres peuvent trouver immédiatement le format d'une heure confortable. Conscience et pleine conscience Pratiquer la pleine conscience pendant un repas peut améliorer l'expérience du régime OMAD. Manger lentement, savourer chaque bouchée et écouter vos signaux de satiété peut vous aider à garantir que votre repas est satisfaisant et nutritif. En suivant ces principes de base, vous pouvez adopter le régime OMAD de manière sûre et efficace, tout en profitant des avantages potentiels pour votre santé et votre bien-être en général.

COMMENT DÉMARRER AVEC LE RÉGIME OMAD

Le régime OMAD (One Meal A Day) peut sembler difficile, mais avec une bonne préparation et une transition progressive, il peut devenir un régime durable et bénéfique. Voici un guide détaillé sur la façon de démarrer avec le régime OMAD. Préparation Mentale et Physique 1. Renseignez-vous : Avant de commencer, il est essentiel de bien comprendre le fonctionnement du régime OMAD et quels sont ses avantages et ses risques potentiels. La lecture d'articles, d'études scientifiques et de témoignages peut constituer une base solide de connaissances. 2. Consultez un professionnel : Il est important de parler à un médecin ou à un nutritionniste, surtout si vous avez des problèmes de santé préexistants. Un professionnel peut vous aider à déterminer si le régime OMAD est adapté et comment l'adapter à vos besoins personnels. 3. Préparation mentale : Le régime OMAD demande de la discipline et de la volonté. Préparez-vous mentalement aux périodes de jeûne et développez des stratégies gérer la faim peut faire une grande différence. Transition progressive 1. Commencez par un jeûne intermittent : Avant de passer à un seul repas par jour, commencer par un régime de jeûne intermittent moins rigoureux, tel que 16:8 (16 heures de jeûne et 8 heures de repas), peut aider le corps à s'adapter progressivement. 2. Réduisez progressivement les repas : réduisez lentement le nombre de repas par jour. Passer de trois repas par jour à deux, puis finalement à un seul, permet à l'organisme de s'adapter sans choc. 3. Surveillez les réactions de votre corps : Pendant la transition, il est important d'écouter votre corps et de surveiller sa réaction. Faites des ajustements si vous ressentez une faim excessive, de la fatigue ou d'autres symptômes négatifs. Planification des repas 1. Choix de l'heure du repas : Décidez de l'heure du repas en fonction de vos engagements personnels et de vos besoins énergétiques. Certaines personnes préfèrent manger au déjeuner, d'autres au dîner. La cohérence est importante pour établir une routine. 2. Repas nutritif et équilibré : Assurez-vous que le repas unique est nutritif et équilibré. Incluez une combinaison de protéines, de glucides complexes, de graisses saines, de légumes et de fruits pour répondre aux besoins nutritionnels. 3. Préparation des repas : Planifier et préparer les repas à l'avance peut contribuer à garantir qu'ils sont équilibrés et nutritifs. Cela réduit également le stress et la tentation d'opter pour des choix alimentaires moins sains. ### Conseils pour réussir 1. Hydratation : Boire beaucoup d'eau pendant la période de jeûne est la clé. L'eau vous aide à rester hydraté et peut aider à contrôler la faim. Le thé et le café sans sucre sont également autorisés. 2. Gestion de la faim : se distraire avec des activités telles que la lecture, le travail, l'exercice ou les loisirs peut aider à gérer la faim pendant le jeûne. 3. Exercice : Une activité physique régulière peut favoriser la perte de poids et améliorer le bien-être général. Il est important d'être à l'écoute de son corps et d'adapter l'intensité de l'exercice en fonction de son énergie. 4. Sommeil : Il est important de dormir suffisamment. Un bon sommeil soutient le métabolisme, la santé mentale et physique. Surveillance et adaptation 1. Tenez un journal alimentaire : noter ce que vous mangez, comment vous vous sentez et tout changement dans votre poids et votre état de santé peut vous aider à identifier ce qui fonctionne le mieux et ce qui pourrait devoir être modifié. 2. Ajustements flexibles : Soyez ouvert à faire des ajustements si nécessaire. Si un repas par jour est trop difficile, envisagez une fenêtre de repas légèrement plus longue et réduisez-la progressivement. 3. Contrôles réguliers : passez des contrôles réguliers avec un médecin pour surveiller votre santé et vous assurer que le régime OMAD ne provoque aucun effet indésirable. Commencer le régime OMAD nécessite de l'engagement et de la préparation, mais avec une transition progressive et une bonne planification, vous pouvez adopter ce régime de manière efficace et durable.

AVANTAGES DU RÉGIME OMAD

Le régime OMAD (One Meal A Day) a gagné en popularité en raison des nombreux avantages signalés par de nombreux praticiens. Ce régime de jeûne intermittent, caractérisé par un seul repas par jour, peut offrir des avantages significatifs en termes de perte de poids, de santé métabolique et de bien-être général. Perte de poids L'un des avantages les plus immédiats et les plus visibles du régime OMAD est la perte de poids. Voici comment ce régime peut vous aider : Réduire l'apport calorique : Manger un seul repas par jour entraîne souvent une consommation calorique totale inférieure, contribuant ainsi à créer un déficit calorique essentiel à la perte de poids. Augmentation du métabolisme : certaines études suggèrent que le jeûne intermittent peut augmenter la sensibilité à l'insuline et améliorer le métabolisme, facilitant ainsi l'utilisation des graisses comme source d'énergie. Contrôler la faim et les fringales : se concentrer sur un seul repas peut aider à réduire les fringales et à améliorer le contrôle. l'appétit, ce qui permet d'éviter plus facilement les grignotages et les aliments malsains. Amélioration du métabolisme Le régime OMAD peut avoir des effets positifs sur le métabolisme et la santé métabolique globale : Sensibilité à l'insuline : un jeûne prolongé peut améliorer la sensibilité à l'insuline, réduisant ainsi le risque de développer un diabète de type 2. Régulation hormonale : le jeûne peut influencer positivement la production d'hormones telles que la leptine et la leptine. la ghréline, qui régule la faim et la satiété. Production accrue de HGH : Le jeûne intermittent peut augmenter la production d'hormone de croissance humaine (HGH), qui favorise la perte de graisse et la croissance musculaire. Avantages pour la santé mentale En plus des avantages physiques, le régime OMAD peut également affecter positivement la santé mentale : Concentration et clarté mentale améliorées : De nombreux praticiens déclarent se sentir plus concentrés et

mentalement plus clairs pendant les périodes
de jeûne. Réduction du stress : simplifier
votre routine alimentaire peut réduire le
stress lié à la planification des repas et aux
décisions alimentaires. Discipline et contrôle
accrus : Suivre un régime de jeûne strict
peut augmenter votre sentiment de discipline
et de contrôle personnel. Autres avantages
pour la santé Le régime OMAD peut offrir
des avantages supplémentaires pour la santé
globale : Santé cardiovasculaire : le jeûne
intermittent peut améliorer les marqueurs de
la santé cardiovasculaire, tels que le taux de
cholestérol et la tension artérielle.
Inflammation réduite : Certaines études
suggèrent que le jeûne peut réduire
l'inflammation dans le corps, diminuant
ainsi le risque de maladie chronique. Santé
digestive améliorée : réduire la fréquence des
repas peut donner une pause à votre système
digestif, améliorant ainsi la digestion et la
santé intestinale. Longevità e Salute
Cellulare Esistono prove preliminari che
suggeriscono che la Dieta OMAD potrebbe
influenzare positivamente la longevità.

CONCLUSION ET AVENIR DU RÉGIME OMAD

Conclusion Le régime OMAD (One Meal A Day) a gagné en popularité en tant que régime qui promet des bénéfices significatifs pour la santé et la gestion du poids. De nombreuses études ont mis en évidence les avantages potentiels de cette approche, notamment : Perte de poids : la restriction calorique quotidienne et la consommation d'un seul repas par jour peuvent contribuer à la perte de poids et à la réduction de la masse grasse. Amélioration de la santé métabolique : le régime OMAD peut améliorer la flexibilité métabolique et la sensibilité à l'insuline. , contribuant à la prévention et à la prise en charge du diabète de type 2 Santé du Foie : Réduction de l'indice de stéatose hépatique grâce à la diminution de l'apport calorique total Composition du Microbiote Intestinal : Effets positifs sur la composition du microbiote intestinal, avec des implications bénéfiques sur la santé métabolique globale ,

L'avenir de l'alimentation OMAD L'avenir du régime OMAD semble prometteur, mais nécessite des recherches supplémentaires pour consolider les preuves existantes et explorer de nouveaux domaines d'intérêt. Voici quelques aspects cruciaux qui pourraient définir l'avenir du régime OMAD : 1. Recherche continue : Des études cliniques supplémentaires à grande échelle sont nécessaires pour confirmer les avantages à long terme du régime OMAD et pour mieux comprendre ses effets sur différentes populations et sur la santé. conditions . 2. Personnalisation : le développement d'approches personnalisées du régime OMAD, basées sur des facteurs individuels tels que l'âge, le sexe, le niveau d'activité physique et les problèmes de santé préexistants, pourraient améliorer son efficacité et son adhésion. 3. Intégration technologique : L'utilisation de technologies avancées telles que des applications de suivi de la santé, des appareils portables et des algorithmes d'intelligence artificielle pourraient aider les personnes qui suivent le régime OMAD, en offrant des commentaires en temps réel et des conseils personnalisés. 4. Éducation et sensibilisation : accroître la La sensibilisation et l'éducation concernant les avantages et les risques du régime OMAD peuvent aider les gens à prendre des décisions éclairées. Les programmes éducatifs et les ressources en ligne pourraient jouer un rôle clé dans ce processus. 5. Intégration avec d'autres régimes : Étudier comment le régime OMAD peut être combiné avec d'autres approches nutritionnelles, telles que les régimes à base de plantes ou cétogènes, pourrait offrir de nouvelles options pour améliorer la santé et le bien-être. En conclusion, même s'il a été démontré que le régime OMAD offre plusieurs avantages pour la santé, son succès dépend de sa personnalisation et de son adhésion à long terme. Grâce à la recherche continue et à l'innovation technologique, le régime OMAD pourrait devenir un élément de plus en plus intégré et soutenu des régimes alimentaires sains du futur.

RECETTES

D'ENTRÉES

BRUSCHETTA TOMATE

Temps de préparation : 10 minutes

Temps de cuisson : 5 minutes

Doses : 1 personne

Ingrédients:

2 tranches de pain maison

1 tomate mûre

1 gousse d'ail

2 cuillères à soupe d'huile

Huile d'olive vierge extra

Basilic frais au goût

Sel et poivre au goût

Préparation:

Lavez la tomate et coupez-la en cubes. Hachez finement l'ail et le basilic. Dans un grand bol, mélanger les tomates en dés, l'ail émincé, le basilic, l'huile d'olive extra vierge, le sel et le poivre. Faire griller les tranches de pain maison sur le grill ou au four jusqu'à ce qu'elles soient dorées. Frotter chaque tranche de pain grillé avec une gousse d'ail. Étalez le mélange de tomates et de basilic sur les tranches de pain. Servir immédiatement et déguster.

Valeurs nutritionnelles (par portion) :

Calories : 125 kcal

Matière grasse : 6 g

Glucides : 15 g

Protéine : 4 g

Fibres : 2 g

CAPRESE À LA MOZZARELLA DE BUFFLE

34

Temps de préparation : 5 minutes

Temps de cuisson : 0 minute

Doses : 1 personne

Ingrédients:

100 g de mozzarella de bufflonne fraîche

1 tomate mûre

Basilic frais au goût

Huile d'olive extra vierge au goût

Sel et poivre au goût

Préparation:

Lavez la tomate et coupez-la en tranches d'environ 1 cm d'épaisseur. Coupez la mozzarella de bufflonne en tranches légèrement plus épaisses que les tomates. Disposez les tomates et la mozzarella en couches sur une assiette de service, en les alternant. Garnir de feuilles de basilic frais. Arrosez d'un filet d'huile d'olive extra vierge. Sel et poivre au goût. Servir immédiatement et déguster.

Valeurs nutritionnelles (par portion) :

Calories : 200 kcal

Matière grasse : 15 g

Glucides : 7 g

Protéine : 12 g

Fibres : 1 g

CROSTINI AU PÂTÉ DE FOIE

Temps de préparation : 15 minutes

Temps de cuisson : 20 minutes

Doses : 1 personne

Ingrédients:

Pour le pâté de foie :

100 g de foies de volaille

1/4 oignon moyen

1/4 carotte

1/4 branche de céleri

1 cuillère à soupe d'huile d'olive extra vierge

1 cuillère à soupe de beurre

1/4 verre de vin blanc sec

1 anchois à l'huile

1 cuillère à soupe de câpres

1 brin de sauge

1 branche de romarin

Sel et poivre au goût

Pour les croûtons :

2 tranches de pain maison

1 cuillère à soupe d'huile d'olive extra vierge

Préparation:

Préparez le pâté de foie : Lavez et hachez finement l'oignon, la carotte et le céleri. Faites chauffer l'huile d'olive extra vierge dans une poêle. Ajouter les légumes hachés et cuire 3 minutes en remuant de temps en temps. Ajoutez les foies de volaille et faites-les cuire 3 minutes à feu moyen en remuant souvent. Ajoutez le vin blanc et laissez cuire encore 3 minutes. anchois, câpres, sauge, romarin, sel et poivre au goût. Cuire encore 10 minutes à feu doux en remuant de temps en temps.

Retirer du feu et laisser refroidir. Mixez le mélange jusqu'à obtenir un pâté crémeux. Couvrir d'un film alimentaire et laisser reposer au réfrigérateur au moins 15 minutes. Préparez les croûtons : Faites griller les tranches de pain maison au four à 180°C pendant 5 à 10 minutes, jusqu'à ce qu'elles soient dorées. Badigeonner les tranches de pain grillées d'huile d'olive extra vierge. Assembler les croûtons Étaler le pâté de foie sur les croûtons grillés. Servir immédiatement et déguster.

Valeurs nutritionnelles (par portion) :

Calories : 175 kcal

Matière grasse : 10 g

Glucides : 12 g

Protéine : 10 g

Fibres : 1 g

CARPACCIO DE BŒUF

Temps de préparation : 15 minutes

Temps de cuisson : 0 minute

Doses : 1 personne

Ingrédients:

125 g de filet de bœuf

25 g de roquette sauvage

25 g de grana padano DOP

Huile d'olive extra vierge au goût

Jus de citron au goût

Sel et poivre au goût

Préparation:

Coupez le filet de bœuf en fines tranches (environ 2 mm) avec un couteau bien aiguisé. Disposez les tranches de viande sur une assiette de service.

Assaisonner avec de l'huile d'olive extra vierge, du jus de citron, du sel et du poivre au goût. Garnir de roquette sauvage et de Grana Padano DOP en flocons. Servir immédiatement et déguster. Pour un carpaccio plus savoureux, vous pouvez faire mariner la viande pendant 15 minutes dans une émulsion d'huile d'olive extra vierge, de jus de citron, de sel, de poivre et d'arômes au goût.

Valeurs nutritionnelles (par portion) :

Calories : 150 kcal

Matière grasse : 7 g

Glucides : 2 g

Protéine : 15 g

Fibres : 1 g

CANAPÉS AU SAUMON FUMÉ

Temps de préparation : 10 minutes

Temps de cuisson : 0 minutes

Doses : 1 personne

Ingrédients:

2 tranches de pain pour les sandwichs

50 g de saumon fumé

25 g de fromage à tartiner

(comme Philadelphie)

Beurre au goût

Poivre rose au goût

Ciboulette au goût

Préparation:

Faire griller les tranches de pain de mie au four à 180°C pendant 5 minutes, jusqu'à ce qu'elles soient dorées. Étalez une fine couche de beurre sur chaque tranche de pain. Étalez le fromage à tartiner sur les tranches de pain. Ajoutez les tranches ou morceaux de saumon fumé. Décorer de poivre rose et de ciboulette ciselée. Servir immédiatement et déguster.

Valeurs nutritionnelles (par portion) :

Calories : 300 kcal

Matière grasse : 15 g

Glucides : 30 g

Protéine : 15 g

Fibres : 2 g

SALADE DE FRUTTS DE MER

Temps de préparation : 20 minutes

Temps de cuisson : 10 minutes

(si vous utilisez des crevettes fraîches)

Doses : 1 personne

Ingrédients:

100 g de crevettes (fraîches ou surgelées)

50 g de poulpe

50 g de calamars

50 g de moules

50 g de palourdes

50 g de tomates cerises

1/2 oignon rouge

1 concombre

1/4 de laitue

Huile d'olive extra vierge au goût

Jus de citron au goût

Sel et poivre au goût

Persil frais au goût (facultatif)

Préparation:

Si vous utilisez des crevettes fraîches, nettoyez-les et épluchez-les. Faites cuire les crevettes, le poulpe et les calamars dans de l'eau bouillante salée pendant 10 minutes. Ouvrir les moules et les palourdes dans une poêle avec un filet d'huile et une pincée de vin blanc. Coupez les tomates cerises, l'oignon et le concombre en petits morceaux. Lavez la laitue et coupez-la en lanières. Dans un grand bol, mélanger les crevettes, le poulpe, les calamars, les moules, les palourdes, les tomates cerises, l'oignon, le concombre et la laitue. Assaisonner avec de l'huile d'olive extra vierge, du jus de citron, du sel et du poivre au goût. Décorer de persil frais haché (facultatif). Servir aussitôt et déguster.Pour une saveur plus intense, vous pouvez faire mariner le poisson dans une émulsion d'huile d'olive extra vierge, de jus de citron, d'herbes aromatiques et d'épices pendant 30 minutes avant de le cuire.

Valeurs nutritionnelles (par portion) :

Calories : 450 kcal

Matière grasse : 20 g

Glucides : 30 g

Protéine : 40 g

Fibres : 5 g

JAMBON ET MELON

Temps de préparation : 5 minutes

Temps de cuisson : 0 minute

Doses : 1 personne

Ingrédients:

150 g de melon cantaloup

75 g de jambon cru

(de Parme ou San Daniele)

Menthe fraîche au goût

Préparation:

Coupez le melon en tranches d'environ 2 cm d'épaisseur. Retirez la peau et les graines. Coupez le jambon cru en fines tranches.

Disposez les tranches de melon sur une assiette de service. Disposez les tranches de jambon cru sur le melon. Garnir de feuilles de menthe fraîche. Servir immédiatement et déguster.

Valeurs nutritionnelles (par portion) :

Calories : 250 kcal

Matière grasse : 12 g

Glucides : 30 g

Protéine : 8 g

Fibres : 2 g

BOULETTES D'AUBERGINES

Temps de préparation : 30 minutes

Temps de cuisson : 20 minutes

Portions : 4 boulettes de viande

Ingrédients:

1 aubergine moyenne

50 g de pain rassis

50 g de ricotta

1 oeuf

2 cuillères à soupe de parmesan râpé

1 gousse d'ail

Basilic frais au goût

Huile d'olive extra vierge au goût

Sel et poivre au goût

Chapelure au goût

Préparation:

Lavez l'aubergine et coupez-la en cubes. Faites frire les cubes d'aubergines dans de l'huile d'olive extra vierge jusqu'à ce qu'ils soient dorés. Égouttez-les sur du papier absorbant et laissez-les refroidir. Dans un bol, émiettez le pain rassis et humidifiez-le avec un peu de lait. Ajoutez la ricotta, l'œuf, le parmesan râpé, l'ail haché, le basilic haché, sel et poivre au goût. Mélangez bien le mélange jusqu'à obtenir un mélange homogène. Ajoutez les aubergines frites et mélangez délicatement. Former des boulettes de viande avec le mélange obtenu et les enrober de chapelure. Disposez les boulettes de viande sur une plaque à pâtisserie recouverte de papier sulfurisé. Cuire au four préchauffé à 180°C pendant 20 minutes. Servez les boulettes d'aubergines chaudes et dégustez. Valeurs nutritionnelles (par portion) : Calories : 300 kcal, Lipides : 15 g, Glucides : 30 g Protéines : 15 g, Fibres : 5 g

OMELETTE AUX COURGETTES

Temps de préparation : 15 minutes

Temps de cuisson : 10 minutes

Doses : 1 personne

Ingrédients:

2 oeufs

1 courgette moyenne

1 cuillère à soupe d'huile

Huile d'olive vierge extra

1 gousse d'ail

Sel et poivre au goût

Basilic frais au goût (facultatif)

Préparation:

Lavez la courgette et coupez-la en fines tranches. Faites chauffer l'huile d'olive extra vierge dans une poêle antiadhésive.

Faire revenir l'ail émincé pendant une minute. Ajouter les tranches de courgettes et cuire 5 à 7 minutes, en remuant de temps en temps, jusqu'à ce qu'elles soient ramollies. Dans un bol, battez les œufs avec une pincée de sel et de poivre. Versez le mélange d'œufs dans la poêle avec les courgettes. Faites cuire l'omelette à feu doux pendant 5 à 7 minutes, jusqu'à ce que les bords soient fermes. Pliez l'omelette en deux et laissez cuire encore 2 minutes. Servir l'omelette aux courgettes chaude, garnie de basilic frais haché (facultatif).

Valeurs nutritionnelles (par portion) :

Calories : 250 kcal

Matière grasse : 15 g

Glucides : 10 g

Protéine : 15 g

Fibres : 2 g

ARANGES DE RIZ

Temps de préparation : 45 minutes

Temps de cuisson : 40 minutes

Doses : 2-3 arancini

Ingrédients:

Pour le riz :

100 g de riz arborio

1/2 oignon

1/2 carotte

1/2 branche de céleri

400 ml de bouillon de légumes

2 cuillères à soupe d'huile d'olive extra vierge

1/2 verre de vin blanc sec

40 g de parmesan râpé

Sel et poivre au goût

Pour la farce :

50 g de sauce à la viande

(ou autre garniture au goût)

1 œuf Chapelure au goût

Huile de friture au goût

Préparation:

Préparez le riz : Hachez finement l'oignon, la carotte et le céleri. Faites chauffer l'huile d'olive extra vierge dans une casserole. Faites frire les légumes hachés pendant 5 minutes. Ajoutez le riz et faites-le griller pendant 2 minutes. Ajoutez le vin blanc et laissez cuire 1 minute. Ajoutez le bouillon de légumes une louche à la fois, en remuant souvent, et laissez cuire 15 à 20 minutes, jusqu'à ce que le riz soit cuit et crémeux. Retirer du feu et incorporer le parmesan râpé, le sel et le poivre au goût. Laissez le riz refroidir complètement.

Préparez la garniture : Mélangez la sauce à la viande (ou autre garniture au goût) avec l'œuf. Assemblez les arancini : Prenez une portion de riz froid et façonnez-la en boule. Faites un trou au centre de la boule de riz et insérez une cuillère à café de garniture. Fermez bien le trou et donnez une forme ronde aux arancini. Enrober les arancini de chapelure. Faites frire les arancini : faites chauffer l'huile de friture dans une poêle profonde. Faites frire les arancini quelques-uns à la fois pendant 4 à 5 minutes, jusqu'à ce qu'ils soient dorés de tous les côtés. Égouttez-les sur du papier absorbant et servez-les chauds.

Valeurs nutritionnelles (par portion) :

Calories : 500 kcal

Matière grasse : 25 g

Glucides : 10 g

Protéine : 15 g

Fibres : 2 g

CREVETTES À LA SAUCE ROSE

Temps de préparation : 20 minutes

Temps de cuisson : 10 minutes

Doses : 1 personne

Ingrédients:

Pour la sauce rose :

50 g de mayonnaise

1 cuillère à soupe de ketchup

1 cuillère à café de moutarde douce

1 cuillère à café de sauce Worcestershire

50 ml de crème fraîche

Sel et poivre au goût

Pour les crevettes :

200 g de crevettes fraîches

1 citron, eau au goût

Sel au goût Poivre au goût

Préparation:

Pour la sauce rose : Dans un bol, mélanger la mayonnaise, le ketchup, la moutarde douce, le brandy (si utilisé), la sauce Worcestershire et la crème fraîche. Assaisonnez avec du sel et du poivre selon votre goût. Couvrir le bol d'un film alimentaire et laisser reposer au réfrigérateur au moins 30 minutes. Pour les crevettes : Lavez les crevettes et décortiquez-les en retirant la carapace et le fil intestinal. Dans une casserole, porter à ébullition l'eau avec une pincée de sel. Ajouter les crevettes et cuire 3-4 minutes, jusqu'à ce qu'elles soient roses.

Égouttez les crevettes et laissez-les refroidir. Arroser les crevettes d'un filet de jus de citron. Assembler le plat : Disposer les crevettes sur une assiette de service. Servez la sauce rose séparément ou versez-la sur les crevettes.

Valeurs nutritionnelles (par portion) :

Calories : 350 kcal

Matière grasse : 20 g

Glucides : 5 g

Protéine : 30 g

Fibres : 1 g

FOCACCIA AUX OLIVES

Temps de préparation : 1 heure et 30 minutes

Temps de cuisson : 20 minutes

Doses : 1 petite barquette

(environ 20 cm de diamètre)

Ingrédients:

200 g de farine 00

100 ml d'eau tiède

3 g de levure de bière fraîche

1 cuillère à soupe d'huile d'olive extra vierge

5 g de sel

10 olives noires dénoyautées

Romarin au goût

Préparation:

Dans un grand bol, dissoudre la levure de bière dans l'eau tiède. Ajouter la farine, l'huile d'olive extra vierge et le sel. Pétrir environ 10 minutes, jusqu'à obtenir une pâte lisse et élastique. Couvrir le bol d'un linge humide et laisser lever dans un endroit tiède pendant 1 heure. Prenez la pâte et étalez-la sur une plaque à pâtisserie huilée en formant un disque d'environ 20 cm de diamètre. Percez des trous à la surface de la pâte avec vos doigts. Étalez les olives noires sur la focaccia et pressez-les légèrement dans la pâte. Saupoudrer la focaccia d'une pincée de romarin.

Couvrir à nouveau la poêle avec le torchon et laisser lever encore 30 minutes. Cuire la focaccia dans un four préchauffé à 200°C pendant environ 20 minutes, jusqu'à ce qu'elle soit dorée. Sortez la focaccia du four et laissez-la refroidir légèrement avant de servir.

Valeurs nutritionnelles (par portion) :

Calories : 300 kcal

Matière grasse : 15 g

Glucides : 35 g

Protéine : 10 g

Fibres : 3 g

TARTE AUX CHAMPIGNONS

Temps de préparation : 30 minutes

Temps de cuisson : 40 minutes

Doses : 1 petite tarte salée

(environ 20 cm de diamètre)

Ingrédients:

Pour la pâte brisée :

150 g de farine 00

75 g de beurre froid coupé en dés

50 g de parmesan râpé

1 oeuf

Une pincée de sel

Pour la farce :

200 g de champignons mélangés

(champignons, cèpes, clous)

1 petit oignon 1 gousse d'ail

2 cuillères à soupe d'huile d'olive extra vierge, 50 ml de crème fraîche,2 cuillères à soupe de persil haché, Sel et poivre au goût

Préparation:

Pour la pâte brisée : Dans un grand bol, mélanger la farine, le parmesan râpé et le sel. Ajoutez le beurre froid coupé en dés et travaillez le mélange avec les doigts jusqu'à obtenir une pâte sableuse. Ajoutez l'œuf et mélangez le tout jusqu'à obtenir un mélange homogène. Formez une boule de pâte, enveloppez-la dans du film alimentaire et laissez-la reposer au réfrigérateur pendant 30 minutes. Pour la garniture : Nettoyez les champignons et coupez-les en tranches. Hachez finement l'oignon et l'ail. Faites chauffer l'huile d'olive extra vierge dans une poêle et faites revenir l'oignon et l'ail pendant 2-3 minutes. Ajoutez les champignons et faites-les cuire 10 à 15 minutes, en remuant de temps en temps, jusqu'à ce qu'ils soient bien fanés. Sel et poivre au goût.

Ajoutez la crème fraîche et le persil haché et laissez cuire encore 2-3 minutes. Retirer du feu et laisser refroidir. Assemblez le gâteau salé : Préchauffez le four à 180°C. Étalez la pâte brisée sur une feuille de papier sulfurisé en formant un disque d'environ 25 cm de diamètre. Transférer le disque de pâte brisée avec le papier sulfurisé sur une plaque à pâtisserie. Étalez la garniture aux champignons sur la pâte brisée en l'égalisant bien. Pliez les bords de la pâte vers l'intérieur pour créer un bord décoratif. Cuire au four préchauffé pendant 40 minutes, jusqu'à ce qu'ils soient dorés. Sortez la tarte salée du four et laissez-la refroidir légèrement avant de servir. Valeurs nutritionnelles (par portion) : Calories : 450 kcal, Matière grasse : 25 g, Glucides : 35 g

Protéine : 20 g Fibres : 5 g

ROULEAUX DE JAMBON ET ASPERGES

Temps de préparation : 15 minutes

Temps de cuisson : 10 minutes

Doses : 4 rouleaux

Ingrédients:

4 tranches de jambon cru

8 asperges

1 cuillère à soupe d'huile d'olive extra vierge

Sel et poivre au goût

Préparation:

Lavez les asperges et coupez la partie dure. Faites cuire les asperges à la vapeur pendant 5 à 10 minutes, jusqu'à ce qu'elles soient tendres. Disposez une tranche de jambon cru sur un plan de travail.

Déposez 2 asperges sur le jambon cru. Rouler le jambon cru sur les asperges en formant un rouleau. Fixez le rouleau avec un cure-dent. Répétez l'opération pour les 3 autres rouleaux. Faites chauffer l'huile d'olive extra vierge dans une poêle antiadhésive. Cuire les rouleaux de jambon et d'asperges 2-3 minutes de chaque côté, jusqu'à ce que le jambon soit doré. Sel et poivre au goût.

Valeurs nutritionnelles (par portion) :

Calories : 350 kcal

Matière grasse : 20 g

Glucides : 30 g

Protéine : 10 g

Fibres : 5 g

TARTE AUX POMMES DE TERRE ET AU FROMAGE

Temps de préparation : 30 minutes

Temps de cuisson : 40 minutes

Portions : 1 gâteau

Ingrédients:

500 g de pommes de terre

100 g de fromage râpé

(comme la fontina ou la provola)

2 oeufs

50 ml de lait

2 cuillères à soupe de beurre

Sel et poivre au goût

Chapelure au goût

Préparation:

Épluchez les pommes de terre et coupez-les en fines tranches. Dans un bol, battez les œufs avec le lait, le sel et le poivre. Ajoutez le fromage râpé et mélangez bien. Beurrer une plaque à pâtisserie. Disposez les tranches de pommes de terre en couches dans la poêle en les saupoudrant du mélange d'œufs et de fromage. Saupoudrer chaque couche de pommes de terre d'un peu de chapelure. Terminez par une couche de pommes de terre et de chapelure. Cuire au four préchauffé à 180°C pendant 40 minutes, jusqu'à ce qu'ils soient dorés. Sortez la tarte aux pommes de terre et au fromage du four et laissez-la refroidir légèrement avant de servir. Valeurs nutritionnelles (par portion) :

Calories : 550 kcal Matières grasses : 35 g

Glucides : 45 g Protéines : 20 g

Fibres : 5 g

CROSTINI À LA CAPONATA

Temps de préparation : 20 minutes

Temps de cuisson : 40 minutes

Portions : 4 croûtons

Ingrédients:

Pour la caponata :

200 g d'aubergines

100 g de poivrons (jaunes et rouges)

50 g de céleri

50 g d'olives noires

2 cuillères à soupe de câpres

1 petit oignon

2 gousses d'ail

2 cuillères à soupe d'huile d'olive extra vierge

1 cuillère à soupe de vinaigre de vin blanc

Sel et poivre au goût

Pour les croûtons :

4 tranches de pain maison

1 cuillère à soupe d'huile d'olive extra vierge

Préparation:

Pour la caponata : Coupez les aubergines en cubes et plongez-les dans l'eau salée pendant 30 minutes. Coupez les poivrons en lanières, le céleri en morceaux et les olives en tranches. Hachez finement l'oignon et les gousses d'ail. Faites chauffer l'huile d'olive extra vierge dans une grande poêle. Faire revenir l'oignon et l'ail pendant 2-3 minutes. Ajouter les poivrons et cuire 10 minutes. Ajoutez les aubergines et les câpres égouttées et laissez cuire encore 10 minutes. Ajoutez les olives noires et le céleri et laissez cuire encore 5 minutes. Ajoutez le vinaigre de vin blanc et laissez cuire encore 2 minutes. Sel et poivre au goût. Laissez la caponata refroidir.

Pour les croûtons : Faire griller les tranches de pain maison dans un four préchauffé à 180°C pendant 5 minutes. Badigeonner les tranches de pain grillées d'huile d'olive extra vierge. Répartissez la caponata sur les croûtons. Servir les crostini avec la caponata chauds ou à température ambiante.

Valeurs nutritionnelles (par portion) :

Calories : 300 kcal

Matière grasse : 20 g

Glucides : 30 g

Protéine : 10 g

Fibres : 5 g

BROCHETTES DE MOZZARELLA ET TOMATE

Temps de préparation : 10 minutes

Temps de cuisson : 0 minute

Doses : 1 personne

Ingrédients:

12 tomates cerises

8 bâtonnets de mozzarella cerise

10 feuilles de basilic frais

Huile d'olive extra vierge au goût

Sel au goût

Préparation:

Lavez les tomates cerises et coupez-les en deux. Égouttez la mozzarella. Enfiler alternativement une feuille de basilic, une tomate cerise et une mozzarella sur une brochette. Continuez à embrocher les ingrédients jusqu'à ce que la brochette soit terminée. Assaisonner avec un filet d'huile d'olive extra vierge et une pincée de sel. Servir immédiatement les brochettes de mozzarella et de tomates cerises.

Valeurs nutritionnelles (par portion) :

Calories : 200 kcal

Matière grasse : 12 g

Glucides : 10 g

Protéine : 10 g

Fibres : 2 g

MUFFINS SALÉS AUX ÉPINARDS ET FETA

Temps de préparation : 20 minutes

Temps de cuisson : 20 minutes

Portions : 6 muffins

Ingrédients:

200 g de farine 00

50 g de parmesan râpé

1 cuillère à café de levure chimique

Sel et poivre au goût

2 oeufs

150 ml de lait

50 g de beurre fondu

200 g d'épinards frais

150 g de feta émiettée

Préparation:

Préchauffer le four à 180°C. Dans un grand bol, mélanger la farine, le parmesan râpé, la levure chimique, le sel et le poivre. Dans un autre bol, battez les œufs avec le lait et le beurre fondu. Ajouter les liquides aux solides et mélanger jusqu'à consistance lisse. Ajoutez les épinards lavés et pressés et la feta émiettée. Versez le mélange dans 6 moules à muffins beurrés et farinés. Cuire au four préchauffé pendant 20 minutes, jusqu'à ce qu'ils soient dorés. Sortez les muffins salés aux épinards et à la feta du four et laissez-les refroidir légèrement avant de servir.

Valeurs nutritionnelles (par portion - 1 muffin) :

Calories : 300 kcal

Matière grasse : 15 g

Glucides : 30 g

Protéine : 15 g

Fibres : 5 g

COURGETTES FARCIES

Temps de préparation : 20 minutes

Temps de cuisson : 40 minutes

Doses : 1 personne

Ingrédients:

2 courgettes moyennes

100 g de viande hachée (bœuf ou veau)

50 g de chapelure

25 g de parmesan râpé

1/2 oeuf

1/2 petit oignon

1 gousse d'ail

1 cuillère à soupe d'huile d'olive extra vierge

25 ml de sauce tomate

Sel et poivre au goût

Préparation:

Lavez les courgettes et coupez-les en deux dans le sens de la longueur pour obtenir 2 barquettes. Videz les barquettes de courgettes avec une cuillère en retirant la pulpe et en créant un creux. Hachez finement l'oignon et la gousse d'ail. Faites chauffer l'huile d'olive extra vierge dans une poêle et faites revenir l'oignon et l'ail pendant 2-3 minutes. Ajouter la viande hachée et cuire 5 minutes en l'émiettant avec une cuillère en bois. Sel et poivre au goût. Ajoutez la pulpe de courgette hachée, la chapelure, le parmesan râpé et un demi œuf. Mélangez bien le mélange jusqu'à obtenir un mélange homogène. Remplissez les bateaux de courgettes avec le mélange de viande. Disposez les courgettes farcies sur une plaque allant au four. Versez la sauce tomate au fond de la poêle.

Cuire au four préchauffé à 180°C pendant 40 minutes, en couvrant le moule de papier d'aluminium pendant les 20 premières minutes. Découvrez les courgettes farcies lors des 20 dernières minutes de cuisson. Sortez les courgettes farcies du four et laissez-les refroidir avant de servir. Garnir de feuilles de basilic frais (facultatif).

Valeurs nutritionnelles (par portion) :

Calories : 225 kcal

Matière grasse : 12,5 g

Glucides : 17,5 g

Protéines : 12,5 g

Fibres : 2,5 g

Note:

TARTARE DE THON

Temps de préparation : 10 minutes

Temps de cuisson : 0 minute

Doses : 1 personne

Ingrédients:

100 g de thon frais

1/2 citron

1/2 cuillère à soupe de câpres

1/4 petite échalote

5 olives noires dénoyautées

2 cuillères à soupe d'huile d'olive extra vierge

Sel et poivre au goût

Persil frais au goût (facultatif)

Préparation:

Coupez le thon en très petits cubes. Hachez finement l'échalote et les câpres. Hachez les olives noires. Dans un bol, mélanger le thon, l'échalote, les câpres, les olives noires, l'huile d'olive extra vierge, le jus d'un demi citron, sel et poivre au goût. Couvrir le bol d'un film alimentaire et laisser reposer au réfrigérateur au moins 30 minutes. Servir le tartare de thon accompagné de croûtons, de crackers ou de salade verte. Garnir de persil frais haché (facultatif).

Valeurs nutritionnelles (par portion) :

Calories : 200 kcal

Matière grasse : 10,5 g

Glucides : 15,5 g

Protéine : 10,5 g

Fibres : 2,5 g

SALADE DE POULET MÉDITERRANÉENNE

Temps de préparation : 20 minutes

Temps de cuisson : 20 minutes

Doses : 1 personne

Ingrédients:

150 g de poitrine de poulet

100 g de tomates cerises

75 g de maïs sucré

50 g d'olives noires

75 g d'Emmental

Huile d'olive extra vierge au goût

1-2 feuilles de basilic frais

Origan au goût

Sel et poivre au goût

Préparation:

Cuire le blanc de poulet : coupez le blanc de poulet en tranches d'environ 1 cm d'épaisseur. Faites chauffer un filet d'huile d'olive extra vierge dans une poêle antiadhésive et faites cuire les tranches de poulet 3 à 4 minutes de chaque côté, à feu moyen-vif, jusqu'à ce qu'elles soient dorées. Sel et poivre au goût. Une fois cuit, coupez le poulet en cubes. Préparez les autres ingrédients : lavez les tomates cerises et coupez-les en deux. Dissoudre le maïs de son liquide conservateur. Coupez l'Emmental en cubes. Rincez les olives noires, si nécessaire. Assemblez la salade : dans un grand bol, mélangez les dés de poulet, les tomates cerises, le maïs, les olives noires et l'Emmental.

Assaisonner la salade : arroser la salade d'un filet d'huile d'olive extra vierge, ajouter une feuille de basilic frais hachée et une pincée d'origan. Sel et poivre au goût. Remuez doucement la salade pour combiner tous les ingrédients. Servir la salade méditerranéenne de poulet immédiatement, à température ambiante.

Valeurs nutritionnelles (par portion) :

Calories : 400 kcal

Matière grasse : 25 g

Glucides : 25 g

Protéine : 25 g

Fibres : 5 g

SAUMON AUX LÉGUMES RÔTIS

Temps de préparation : 15 minutes

Temps de cuisson : 25 minutes

Doses : 1 personne

Ingrédients:

1 tranche de saumon frais (environ 150 g)

150 g de mélange de légumes (au choix, par ex.

exemple pommes de terre, carottes, oignons, poivrons)

Huile d'olive extra vierge au goût

Sel et poivre au goût

Herbes aromatiques fraîches au goût

(par exemple romarin, thym, basilic)

Préparation:

Préchauffer le four à 200°C. Lavez et coupez les légumes en morceaux de taille similaire.

Dans un grand bol, mélanger les légumes avec un filet d'huile d'olive extra vierge, sel et poivre au goût. Étalez les légumes sur une plaque à pâtisserie recouverte de papier sulfurisé. Disposez le pavé de saumon sur les légumes. Assaisonnez le saumon avec un filet d'huile d'olive extra vierge, du sel, du poivre et des herbes aromatiques fraîches choisies. Cuire au four préchauffé pendant 20 à 25 minutes ou jusqu'à ce que le saumon soit bien cuit et que les légumes soient dorés. Servir le saumon avec des légumes rôtis chauds, accompagnés d'un accompagnement de riz ou de quinoa si désiré.

Valeurs nutritionnelles (par portion) :

Calories : 450 kcal

Matière grasse : 20 g

Glucides : 35 g

Protéine : 30 g

Fibres : 10 g

BEIGNETS DE COURGETTES

Temps de préparation : 15 minutes

Temps de cuisson : 5 minutes

Doses : 1 personne

Ingrédients:

1 courgette moyenne

1 oeuf

25 g de fromage râpé

25 g de farine 00

25 ml de lait

Sel et poivre au goût

Huile de graines pour la friture au goût

Basilic frais au goût (facultatif)

Préparation:

Lavez la courgette et râpez-la grossièrement. Dans un grand bol, battre l'œuf avec une pincée de sel et de poivre. Ajouter le fromage râpé, la farine et le lait en mélangeant jusqu'à obtenir un mélange lisse. Ajoutez la courgette râpée et mélangez bien. Faites chauffer l'huile végétale dans une poêle antiadhésive à feu moyen. Versez une cuillerée de mélange dans le moule en formant une crêpe d'environ 5 cm de diamètre. Cuire la crêpe 2-3 minutes de chaque côté ou jusqu'à ce qu'elle soit dorée. Égoutter la crêpe sur du papier absorbant absorbant. Servir la crêpe de courgettes chaude, accompagnée de sauce tomate ou de yaourt grec. Garnir d'une feuille de basilic frais (facultatif). Valeurs nutritionnelles (par portion) : Calories : 100 kcal

Matière grasse : 5 g

Glucides : 10 g

Protéine : 5 g

Fibres : 1 g

JAMBON CRU AUX FIGUES FRAÎCHES

Temps de préparation : 5 minutes

Temps de cuisson : 0 minute

Doses : 1 personne

Ingrédients:

50 g de jambon cru

2 figues fraîches

2 noix

Miel, à gouter

Préparation:

Lavez les figues et coupez-les en deux. Décortiquez les noix. Disposez les tranches de jambon cru sur une assiette de service. Répartir les figues et les noix entre les tranches de jambon. Arroser d'un filet de miel. Servez l'apéritif de jambon cru avec des figues fraîches et des noix. Vous pouvez également utiliser d'autres types de fruits frais, comme du melon ou des raisins. Si vous préférez, vous pouvez remplacer les noix par des amandes ou des pistaches. L'apéritif de jambon cru aux figues fraîches est un plat simple et raffiné, parfait pour une occasion spéciale.

Valeurs nutritionnelles (par portion) :

Calories : 150 kcal

Matière grasse : 7,5 g

Glucides : 10 g

Protéine : 7,5 g

Fibres : 1 g

SOUPE AU POULET ET ET LÉGUMES

Temps de préparation : 15 minutes

Temps de cuisson : 20 minutes

Doses : 1 personne

Ingrédients:

350 g de morceaux de poulet

1/2 carotte

1/2 branche de céleri 1/4 d'oignon

1/4 de brin de laurier

1/2 feuille de sauge

Sel et poivre au goût

500 ml d'eau

25 g de pâtes courtes

Préparation:

Lavez le poulet et coupez-le en morceaux.
Épluchez la carotte et coupez-la en tranches.
Lavez le céleri

et coupez-le en morceaux. Épluchez l'oignon et coupez-le en tranches. Dans une grande casserole, mettre le poulet, la carotte, le céleri, l'oignon, le laurier, la sauge, saler et poivrer au goût. Couvrir d'eau et porter à ébullition. Réduisez le feu, couvrez la casserole et laissez cuire environ 15 minutes ou jusqu'à ce que le poulet soit cuit. Retirez le poulet de la poêle et laissez-le refroidir légèrement. Filtrez le bouillon et remettez-le dans la casserole. Ajoutez les pâtes et faites-les cuire selon le temps de cuisson indiqué sur le paquet. Râpez le poulet et ajoutez-le à la soupe. Mélangez bien et servez la soupe au poulet et aux légumes bien chaude. Valeurs nutritionnelles (par portion) :

Calories : 200 kcal

Matière grasse : 7,5 g

Glucides : 17,5 g

Protéine : 15 g

Fibres : 2,5 g

STEAK AUX PATATES DOUCES

Temps de préparation : 10 minutes

Temps de cuisson : 25 minutes

Doses : 1 personne

Ingrédients:

1 steak de bœuf (environ 200 g)

1 patate douce

Huile d'olive extra vierge au goût

Sel et poivre au goût

Romarin frais au goût (facultatif)

Préparation:

Préchauffer le four à 200°C. Lavez la patate douce et piquez-la avec une fourchette. Enveloppez la patate douce dans du papier d'aluminium et faites cuire au four pendant environ 25 minutes ou jusqu'à ce qu'elle soit tendre.

Pendant ce temps, faites chauffer un filet d'huile d'olive extra vierge dans une poêle antiadhésive à feu vif. Salez et poivrez le steak selon votre goût. Cuire le steak 2 à 3 minutes de chaque côté ou jusqu'à la cuisson désirée. Ajoutez du romarin frais dans la poêle dans les 30 dernières secondes de cuisson (facultatif). Servir le steak avec la patate douce cuite au four.

Valeurs nutritionnelles (par portion) :

Calories : 250 kcal

Matière grasse : 12,5 g

Glucides : 25 g

Protéine : 15 g

Fibres : 2,5 g

TOAST À L'AVOCAT

Temps de préparation : 5 minutes

Temps de cuisson : 0 minute

Doses : 1 personne

Ingrédients:

1 tranche de pain complet

1/2 avocat mûr

Jus de citron au goût

Sel et poivre au goût

Facultatif:

Oeuf poché

Graines de Chia

Flocons de piment

sauce Sriracha

Préparation:

Faire griller du pain complet. Écrasez l'avocat mûr dans un bol avec une fourchette. Ajoutez un filet de jus de citron, salez et poivrez selon votre goût. Étalez la crème d'avocat sur les toasts. Garnir avec les ingrédients facultatifs de votre choix (œuf poché, graines de chia, flocons de piment, sauce sriracha). Vous pouvez également utiliser différents types de pain, comme du pain blanc ou du pain multigrains. Si l'avocat n'est pas assez mûr, vous pouvez le rendre plus crémeux en ajoutant une cuillerée de yaourt grec ou de ricotta.

Valeurs nutritionnelles (par portion) :

Calories : 250 kcal

Matière grasse : 15 g

Glucides : 20 g

Protéine : 10 g

Fibres : 5 g

SALADE DE THON

Temps de préparation : 10 minutes

Temps de cuisson : 0 minutes

Doses : 1 personne

Ingrédients:

80 g de thon à l'huile

1 tomate

1/2 concombre

1/4 d'oignon rouge

1/4 d'avocat mûr

10 olives noires

Salade verte au goût

Huile d'olive extra vierge au goût

Vinaigre balsamique au goût

Sel et poivre au goût

Préparation:

Égouttez le thon dans l'huile et émiettez-le dans un bol. Coupez la tomate, le concombre, l'oignon rouge et l'avocat en petits morceaux. Ajoutez les olives noires et la salade verte hachée à la main. Assaisonner avec de l'huile d'olive extra vierge, du vinaigre balsamique, du sel et du poivre au goût. Mélangez bien et servez la salade de thon. Vous pouvez varier les ingrédients de la salade de thon à votre goût, en ajoutant par exemple des pommes de terre bouillies, des œufs durs ou des haricots. Si vous préférez un goût plus savoureux, vous pouvez utiliser du thon naturel et ajouter une pincée de câpres.

Valeurs nutritionnelles (par portion) :

Calories : 400 kcal

Matière grasse : 25 g

Glucides : 20 g

Protéine : 30 g

Fibres : 5 g

BURGER AU POULET

Temps de préparation : 15 minutes

Temps de cuisson : 10 minutes

Doses : 1 personne

Ingrédients:

125 g de poulet haché

1/2 oignon blanc, haché

1/4 tasse de chapelure

1 cuillère à soupe de persil frais haché

1 oeuf

Sel et poivre au goût

1 cuillère à soupe d'huile d'olive extra vierge

Pain à hamburger

Pour la garniture (facultatif) :

Tomate, laitue, oignon

Préparation:

Dans un grand bol, mélanger le poulet émincé, l'oignon émincé, la chapelure, le persil, l'œuf, sel et poivre au goût. Formez le mélange de poulet en un burger compact. Faites chauffer l'huile d'olive extra vierge dans une poêle antiadhésive à feu moyen. Faites cuire le burger de poulet pendant 4 à 5 minutes de chaque côté ou jusqu'à ce qu'il soit doré et bien cuit. Faites chauffer le pain à hamburger. Remplissez le sandwich avec le burger au poulet, les légumes et les sauces de votre choix. Servir le burger au poulet chaud.

Valeurs nutritionnelles (par portion) :

Calories : 350 kcal

Matière grasse : 15 g

Glucides : 25 g

Protéine : 30 g

Fibres : 2 g

OMELETTE AUX LÉGUMES

Temps de préparation : 5 minutes

Temps de cuisson : 5 minutes

Doses : 1 personne

Ingrédients:

2 oeufs

1 cuillère à soupe de lait

Sel et poivre au goût

1 cuillère à soupe d'huile d'olive extra vierge

Légumes de votre choix (par exemple tomates,

épinards, champignons, poivrons)

Fromage râpé au goût (facultatif)

Préparation:

Dans un bol, battez les œufs avec le lait, salez et poivrez au goût. Faites chauffer l'huile d'olive extra vierge dans une poêle antiadhésive à feu moyen. Versez le mélange d'œufs dans la poêle et étalez uniformément. Ajoutez les légumes de votre choix coupés en petits morceaux. Faites cuire l'omelette pendant 2-3 minutes ou jusqu'à ce que les bords commencent à se raffermir. Pliez l'omelette en deux ou en trois. Cuire une minute supplémentaire, si vous le souhaitez. Saupoudrer de fromage râpé (facultatif). Servir l'omelette aux légumes chaude.

Valeurs nutritionnelles (par portion) :

Calories : 250 kcal

Matière grasse : 15 g

Glucides : 5 g

Protéine : 20 g

Fibres : 2 g

RECETTES
PREMIERS PLATS

SPAGHETTI CARBONARA

Temps de préparation 10 minutes

Temps de cuisson 15 minutes

Dose pour 1 personne

Ingrédients

100 g de spaghettis

50 g de lardons

1 œuf large

20 g de pecorino

romano râpé

Sel au goût

Poivre noir au goût

Préparation

1. Cuire les pâtes : Portez à ébullition une casserole d'eau salée et faites cuire les spaghettis jusqu'à ce qu'ils soient al dente (environ 8/10 minutes). 2. Préparez le bacon : Coupez le bacon en cubes et faites-le revenir dans une poêle à feu moyen jusqu'à ce qu'il soit croustillant (environ 5/7 minutes). Il n'est pas nécessaire d'ajouter de l'huile car le bacon va libérer son gras. 3. Préparez la crème aux œufs : Dans un bol, battez l'œuf avec le pecorino romano râpé et une pincée de poivre noir. Bien mélanger jusqu'à obtenir une crème onctueuse. 4. Mélangez les ingrédients : Lorsque les spaghettis sont cuits, égouttez-les (en réservant un peu d'eau de cuisson) et ajoutez-les dans la poêle avec les lardons. Bien mélanger pour mélanger les saveurs. 5. Créez la Carbonara : Retirez la casserole du feu et ajoutez l'œuf et la crème de pecorino. Remuez rapidement pour éviter que l'œuf ne caille et ne devienne une omelette.

Si nécessaire, ajoutez un peu d'eau de cuisson des pâtes pour rendre le tout plus crémeux. 6. Servir : Servir les spaghettis carbonara immédiatement, avec une pincée de poivre noir et, si vous le souhaitez, un peu de pecorino râpé supplémentaire.

Valeurs nutritionnelles (par portion)

Calories : 450 kcal Glucides : 50 g Protéines : 20 g Lipides : 18 g Gras saturés : 6 g Cholestérol : 220 mg Sodium : 600 mg Fibres : 2 g Sucres : 2 g

Cette recette classique est simple mais pleine de saveurs, parfaite pour un repas rapide et délicieux.

SPAGHETTI DE COURGETTES AVEC PESTO D'ÉPINARDS ET DE POULET

Temps de préparation : 20 minutes

Temps de cuisson : 15 minutes

Ingrédient:

Pour 4 personnes

4 courgettes

200 g de poitrine de poulet coupée en cubes

100 g d'épinards frais

30 g de noix, 2 gousses d'ail

50 g de parmesan râpé

Jus d'1/2 citron

3 cuillères à soupe d'huile d'olive, Sel et poivre au goût.

Préparation:

À l'aide d'un spiraliseur ou d'un éplucheur de pommes de terre, créez des « spaghetti » de courgettes. Mettez-les de côté. Dans une poêle, faites chauffer une cuillère à soupe d'huile d'olive et faites cuire les cubes de poulet jusqu'à ce qu'ils soient bien cuits et dorés. Mettez-le de côté. Dans un mixeur ou un mixeur, mélanger les épinards, les noix, l'ail, le parmesan râpé, le jus de citron, le sel et le poivre. Mixez jusqu'à obtenir une consistance crémeuse. Ajoutez progressivement l'huile d'olive jusqu'à obtenir la consistance désirée. Dans une poêle, faites chauffer les "spaghetti" de courgettes avec une cuillerée d'huile d'olive jusqu'à ce qu'elles soient tendres. Ajoutez le pesto d'épinards dans la poêle avec les "spaghetti" de courgettes et mélangez bien pour assaisonner les spaghettis. Ajoutez le poulet cuit dans la poêle et remuez doucement. Servir les « spaghettis » de courgettes avec des épinards et du pesto de poulet. Valeurs nutritionnelles (par portion) : Calories : 400 kcal, Lipides : 20 g

Glucides : 50 g, Protéines : 10 g Fibres : 2 g

RISOTTO AUX CHAMPIGNONS

Temps de préparation : 20 minutes

Temps de cuisson : 25 minutes

Doses : 1 personne

Ingrédients:

80 g de riz Carnaroli

200 g de champignons frais mélangés

(ou 10 g de champignons séchés)

1/2 échalote hachée

1/2 verre de vin blanc sec

500 ml de bouillon de légumes

1 noix de beurre, 20 g de parmesan râpé

Sel et poivre au goût

Préparation:

Si vous utilisez des champignons séchés, faites-les tremper dans de l'eau tiède pendant 15 minutes.

Nettoyez les champignons frais et coupez-les en petits morceaux. Dans une casserole, faire fondre le beurre à feu moyen. Faites frire les échalotes hachées pendant 2-3 minutes. Ajouter les champignons et cuire 5 à 10 minutes, jusqu'à ce qu'ils soient tendres. Versez le vin blanc et laissez l'alcool s'évaporer. Ajoutez le riz Carnaroli et mélangez bien pour ajouter de la saveur. Ajoutez progressivement le bouillon de légumes chaud, une louche à la fois, en remuant constamment. Faites cuire le risotto pendant environ 20 minutes ou jusqu'à ce que le riz soit crémeux et al dente. Assaisonnez avec du sel et du poivre. Retirer du feu et incorporer le parmesan râpé. Servir le risotto aux champignons chaud, garni de persil frais haché (facultatif). Valeurs nutritionnelles (par portion) : Calories : 450 kcal

Lipides : 18 g Glucides : 60 g

Protéines : 15 g Fibres : 5 g

TAGLIATELLES À LA TRUFFE

Temps de préparation : 15 minutes

Temps de cuisson : 15 minutes

Doses : 1 personne

Ingrédients:

100 g de tagliatelles fraîches

20 g de truffe fraîche

(ou 1 cuillère à café de truffe râpée)

30 g de beurre

1/2 échalote hachée

1/4 verre de vin blanc sec

50 ml de crème fraîche

Sel et poivre au goût

Préparation:

Nettoyez la truffe fraîche et coupez-la en fines tranches. Dans une casserole, faire fondre le beurre à feu moyen.

Faites frire les échalotes hachées pendant 2-3 minutes. Versez le vin blanc et laissez l'alcool s'évaporer. Ajoutez la crème fraîche et mélangez bien. Faites cuire les tagliatelles dans de l'eau bouillante salée pendant le temps indiqué sur le paquet. Égouttez les tagliatelles al dente et versez-les dans la casserole avec la sauce. Ajoutez la truffe fraîche ou râpée et mélangez délicatement. Assaisonnez avec du sel et du poivre. Servir les tagliatelles aux truffes bien chaudes.

Valeurs nutritionnelles (par portion) :

Calories : 500 kcal

Matière grasse : 25 g

Glucides : 60 g

Protéine : 15 g

Fibres : 2 g

PENNE ALL'ARRABBIATA

Temps de préparation : 15 minutes

Temps de cuisson : 10 minutes

Doses : 1 personne

Ingrédients:

80 g de pennes

2 cuillères à soupe d'huile d'olive extra vierge

1 gousse d'ail

1 piment rouge frais (facultatif)

400 g de tomates pelées, Sel et poivre au goût

Persil frais haché au goût

Préparation:

Faites bouillir l'eau pour les pâtes. Dans une poêle antiadhésive, faites chauffer l'huile d'olive extra vierge à feu moyen. Ajoutez l'ail pelé et écrasé (et le piment si vous le souhaitez) et faites revenir pour une minute. Ajoutez les tomates pelées, écrasées avec les mains et laissez cuire environ 10 minutes en remuant de temps en temps. Sel et poivre au goût. Lorsque l'eau bout, salez et faites cuire les penne pendant le temps indiqué sur l'emballage. Égouttez les penne al dente et versez-les dans la poêle avec la sauce arrabiata. Mélangez bien pour combiner le tout. Saupoudrer de persil frais haché et servir les penne all'arrabiata bien chaudes.

Valeurs nutritionnelles (par portion) :

Calories : 350 kcal

Matière grasse : 12 g

Glucides : 55 g

Protéine : 10 g

Fibres : 5 g

GNOCCHIS AU PESTO

Temps de préparation : 20 minutes

Temps de cuisson : 15 minutes

Doses : 1 personne

Ingrédients:

200 g de gnocchis de pommes de terre

50 g de pesto génois

2 cuillères à soupe d'huile d'olive extra vierge

2 cuillères à soupe de parmesan râpé

1 cuillère à soupe de pignons de pin

Basilic frais au goût (facultatif)

Sel et poivre au goût

Préparation:

Faites bouillir l'eau pour les pâtes. Dans un grand bol, mélanger le pesto génois avec 2 cuillères à soupe d'huile d'olive extra vierge, du parmesan râpé et des pignons de pin. Sel et poivre au goût. Lorsque l'eau bout, salez et faites cuire les gnocchis pendant le temps indiqué sur le paquet. Égouttez les gnocchis al dente et versez-les dans le bol avec le pesto. Mélangez bien le tout. Servir les gnocchis avec du pesto bien chaud, décorés de feuilles de basilic frais (facultatif).

Valeurs nutritionnelles (par portion) :

Calories : 500 kcal

Matière grasse : 25 g

Glucides : 65 g

Protéine : 15 g

Fibres : 5 g

LASAGNE AUX ARTICHAUTS ET ÉPINARDS

Temps de préparation : 45 minutes

Temps de cuisson : 40 minutes

Doses pour 2 personnes :

Ingrédients:

250 g de pâtes à lasagnes

4 artichauts

300 g d'épinards

1 litre de béchamel

100 g de parmesan râpé

50 g de beurre

1 échalote

1 gousse d'ail

Huile d'olive vierge extra

Sel et poivre au goût

Préparation:

Nettoyez les artichauts et coupez-les en fines tranches. Faites revenir l'échalote hachée et l'ail haché dans une poêle avec de l'huile d'olive extra vierge pendant 2 minutes. Ajouter les artichauts et cuire 10 minutes en ajoutant un peu d'eau si nécessaire. Sel et poivre. Blanchir les épinards 2 minutes dans de l'eau bouillante salée, puis les presser et les hacher grossièrement. Dans un plat allant au four, étalez un peu de béchamel au fond. Réalisez une couche de pâtes à lasagnes, puis une couche d'artichauts, une couche d'épinards et un peu de béchamel. Répétez les couches jusqu'à épuisement des ingrédients. Terminez par une couche de béchamel et de parmesan râpé. Cuire au four préchauffé à 180°C pendant 40 minutes. Retirer du four et laisser reposer 10 minutes avant de servir. Valeurs nutritionnelles (par portion) :

Calories : 500 kcal, Glucides : 60 g

Protéines : 20 g, Lipides : 25 g

SALADE DE QUINOA AUX LÉGUMES GRILLÉS

Temps de préparation : 20 minutes

Temps de cuisson : 20 minutes

Doses pour 2 personnes :

Ingrédients:

100 g de quinoa

1 courgette

1 poivron rouge

1 aubergine

1 oignon rouge

50 g de feta

10 tomates cerises

Huile d'olive vierge extra

Sel et poivre au goût

Vinaigre balsamique (facultatif)

Préparation:

Rincez le quinoa sous l'eau courante pendant 2 minutes. Faites cuire le quinoa dans l'eau bouillante salée pendant 15 minutes. Égouttez le quinoa et laissez-le refroidir. Coupez les légumes en tranches. Griller les légumes sur un grill chaud ou dans une poêle avec un filet d'huile d'olive extra vierge. Coupez la feta en cubes. Dans un bol, mélanger le quinoa, les légumes grillés, la feta, les tomates cerises, l'huile d'olive extra vierge, le sel et le poivre. Ajoutez du vinaigre balsamique au goût. Astuces : Vous pouvez ajouter d'autres ingrédients à votre goût, comme des olives noires, des câpres ou du basilic frais. Si vous préférez, vous pouvez cuire le quinoa au four à 180°C pendant 20 minutes. Vous pouvez remplacer la feta par de la ricotta salata ou de la mozzarella. Valeurs nutritionnelles (par portion) :

Calories : 400 kcal, Glucides : 40 g

Protéines : 20 g, Lipides : 20 g

SPAGHETTI ENTIER
AU THON ET OLIVES

Temps de préparation : 15 minutes

Temps de cuisson : 10 minutes

Doses pour 2 personnes :

Ingrédients:

160 g de spaghettis complets

120 g de thon à l'huile

50 g d'olives noires

2 cuillères à soupe d'huile d'olive extra vierge

1 gousse d'ail

Sel et poivre au goût

Préparation:

Faites cuire les spaghettis complets dans beaucoup d'eau salée. Pendant ce temps, égouttez le thon et rincez les olives. Dans une poêle, faites chauffer l'huile d'olive extra vierge et faites revenir l'ail haché pendant 1 minute. Ajouter le thon et les olives et cuire 2 minutes. Égouttez les spaghettis et faites-les revenir dans la poêle avec le thon et les olives pendant 1 minute. Sel et poivre. Astuces : Vous pouvez ajouter d'autres ingrédients à votre goût, comme des câpres, des tomates cerises ou du piment frais. Si vous préférez, vous pouvez utiliser du thon nature. Valeurs nutritionnelles (par portion) :

Calories : 450 kcal

Glucides : 50 g

Protéine : 30 g

Matière grasse : 20 g

TAGLIATELLES ENTIÈRES AU SAUMON FUMÉ ET FROMAGE À LA CRÈME

Temps de préparation : 15 minutes

Temps de cuisson : 10 minutes

Doses pour 2 personnes :

Ingrédients:

160 g de tagliatelles complètes

100 g de saumon fumé

100 g de fromage à tartiner

50 ml de crème fraîche

1 cuillère à soupe d'huile d'olive extra vierge

Sel et poivre au goût

Préparation:

Faites cuire les tagliatelles complètes dans beaucoup d'eau salée. Pendant ce temps, dans une poêle, faites chauffer l'huile d'olive extra vierge et faites cuire le saumon fumé pendant 2 minutes. Ajoutez le fromage frais et la crème fraîche et laissez cuire 5 minutes en remuant constamment. Sel et poivre. Égouttez les tagliatelles et faites-les revenir à la poêle avec le saumon fumé et le cream cheese pendant 1 minute. Astuces : Vous pouvez ajouter d'autres ingrédients à votre goût, comme de la ciboulette ou du poivre rose. Si vous préférez, vous pouvez utiliser du fromage à la crème à la place du fromage à la crème. Valeurs nutritionnelles (par portion) :

Calories : 500 kcal

Glucides : 50 g

Protéine : 30 g

Matière grasse : 30 g

ORECCHIETTE AUX FEUILLES DE NAVET

Temps de préparation : 20 minutes

Temps de cuisson : 15 minutes

Doses : 1 personne

Ingrédients:

150 g d'orecchiette

200 g de feuilles de navet

1 gousse d'ail

1 anchois (facultatif)

2 cuillères à soupe d'huile d'olive extra vierge

Piment frais au goût (facultatif)

Sel et poivre au goût

Préparation:

Nettoyez les feuilles des navets et coupez-les en petits morceaux.

Faites bouillir l'eau pour les pâtes. Dans un Dans une poêle antiadhésive, faites chauffer l'huile d'olive extra vierge à feu moyen. Ajoutez l'ail pelé et écrasé (et l'anchois si vous l'aimez) et faites revenir une minute. Ajoutez les feuilles de navet et faites-les cuire environ 5 minutes ou jusqu'à ce qu'elles soient ramollies. Assaisonner avec du sel et du poivre au goût. Servir les orecchiette avec des feuilles de navet bien chaudes, saupoudrées de pecorino râpé au goût.

Valeurs nutritionnelles (par portion) :

Calories : 500 kcal

Matière grasse : 20 g

Glucides : 70 g

Protéine : 15 g

Fibres : 5 g

SOUPE DE POISSON

Temps de préparation : 30 minutes

Temps de cuisson : 40 minutes

Doses : 1 personne

Ingrédients:

200 g de poisson mélangé (dont : cabillaud, merlu, langoustines, crevettes, etc.)

1/2 oignon blanc

1 gousse d'ail

1 carotte

1 branche de céleri

1 tomate

1/2 verre de vin blanc sec

500 ml de bouillon de légumes

1 tranche de pain rassis

Huile d'olive extra vierge au goût

Persil frais haché au goût

Sel et poivre au goût

Préparation:

Nettoyez le poisson et coupez-le en petits morceaux. Dans une poêle, faites chauffer un filet d'huile d'olive extra vierge et faites revenir l'oignon émincé, l'ail pelé et écrasé, la carotte et le céleri coupés en morceaux pendant quelques minutes. Ajoutez la tomate pelée et écrasée avec vos mains et laissez cuire encore 5 minutes. Versez le vin blanc et laissez l'alcool s'évaporer. Ajouter le bouillon de légumes et porter à ébullition. Ajouter le poisson et cuire environ 20 minutes ou jusqu'à ce que le poisson soit cuit. Sel et poivre au goût. Pendant ce temps, faites griller la tranche de pain rassis et frottez-le avec une gousse d'ail. Lorsque le poisson est cuit, éteignez le feu et ajoutez le persil frais haché. Servir la soupe de poisson bien chaude avec la tranche de pain grillé.

Valeurs nutritionnelles (par portion) :

Calories : 450 kcal

Matière grasse : 15 g

Glucides : 40 g

Protéine : 35 g

Fibres : 5 g

RISOTTO AU SAFRAN

Temps de préparation : 20 minutes

Temps de cuisson : 25 minutes

Doses : 1 personne

Ingrédients:

80 g de riz Carnaroli

1/2 oignon blanc

1/2 sachet de safran

500 ml de bouillon de légumes

1 noix de beurre

20 g de parmesan râpé

Sel et poivre au goût

Préparation:

Dans une casserole, faire fondre le beurre à feu moyen. Faites revenir l'oignon haché pendant quelques minutes.

Ajoutez le riz Carnaroli et mélangez bien pour le parfumer. Dissoudre le safran dans une louche de bouillon chaud et l'ajouter au riz. Ajoutez le bouillon chaud, une louche à la fois, en remuant constamment. Faites cuire le risotto pendant environ 20 minutes ou jusqu'à ce que le riz soit crémeux et al dente. Assaisonnez avec du sel et du poivre. Retirer du feu et incorporer le parmesan râpé. Servir le risotto au safran bien chaud.

Valeurs nutritionnelles (par portion) :

Calories : 450 kcal

Matière grasse : 18 g

Glucides : 60 g

Protéine : 15 g

Fibres : 5 g

FETTUCCINE ALFREDO

Temps de préparation : 15 minutes

Temps de cuisson : 15 minutes

Doses : 1 personne

Ingrédients:

100 g de fettuccines

50 g de beurre

50 g de parmesan râpé

1/2 gousse d'ail

Sel et poivre au goût

Persil frais

haché au goût (facultatif)

Préparation:

Faites bouillir l'eau pour les pâtes. Dans une grande poêle, faire fondre le beurre à feu moyen. Ajouter l'ail pelé et écrasé et faire revenir une minute. Ajoutez les fettuccine al dente et mélangez bien pour les mélanger avec le beurre. Ajoutez le parmesan râpé, salez et poivrez selon votre goût. Mélangez à nouveau pour faire fondre le fromage et créer une crème. Servir les fettuccine Alfredo bien chaudes, saupoudrées de persil frais haché (facultatif).

Valeurs nutritionnelles (par portion) :

Calories : 500 kcal

Matière grasse : 25 g

Glucides : 60 g

Protéine : 15 g

Fibres : 2 g

SPAGHETTI AUX MOULES

Temps de préparation : 20 minutes

Temps de cuisson : 20 minutes

Doses : 1 personne

Ingrédients:

100 g de spaghettis

200 g de moules

1 gousse d'ail

2 cuillères à soupe d'huile d'olive extra vierge

1/2 verre de vin blanc sec

Persil frais haché au goût

Sel et poivre au goût

Préparation:

Nettoyez les moules et rincez-les soigneusement sous l'eau courante. Jetez ceux dont la coquille est fissurée ou ouverte. Faites bouillir l'eau pour les pâtes. Dans une poêle antiadhésive, faites chauffer l'huile d'olive extra vierge huile d'olive à feu moyen. Ajoutez l'ail pelé et écrasé (et le piment si vous le souhaitez) et faites revenir une minute. Ajouter les moules et déglacer avec le vin blanc. Couvrir la casserole avec un couvercle et cuire environ 5 minutes ou jusqu'à ce que les moules soient ouvertes. Jetez les moules qui ne se sont pas ouvertes. Dissoudre une cuillerée d'eau de cuisson des pâtes dans la poêle avec les moules pour créer une sauce. Sel et poivre au goût. Lorsque l'eau bout, salez et faites cuire les spaghettis pendant le temps indiqué sur l'emballage. Égouttez les spaghettis al dente et versez-les dans la poêle avec les moules. Mélangez bien pour combiner le tout. Servir les spaghettis avec les moules bien chaudes, parsemées de persil frais haché. Valeurs nutritionnelles (par portion) : Calories : 450 kcal Lipides : 18 g

Glucides : 55 g Protéines : 25 g Fibres : 3 g

MINESTRONE DE LÉGUMES

Temps de préparation : 30 minutes

Temps de cuisson : 1 heure et 30 minutes

Doses : 1 personne

Ingrédients:

200 g de mélange de légumes (dont : carottes,

pommes de terre, courgettes, haricots verts,
tomates, etc.)

1/2 oignon blanc

1 gousse d'ail

1 branche de céleri

1 cuillère à soupe d'huile d'olive extra vierge

1 litre de bouillon de légumes

50 g de pâtes courtes

Basilic frais haché au goût

Sel et poivre au goût

Préparation:

Lavez et nettoyez les légumes. Coupez les carottes, les pommes de terre et les courgettes en petits morceaux, les haricots verts en deux et les tomates en cubes. Dans une grande casserole, faire chauffer l'huile d'olive extra vierge à feu moyen. Faites revenir l'oignon haché et l'ail pelé et écrasé pendant quelques minutes. Ajoutez les légumes mélangés et mélangez bien pour les combiner. Versez le bouillon de légumes et portez à ébullition. Cuire environ 1 heure ou jusqu'à ce que les légumes soient tendres. Ajoutez les pâtes et faites-les cuire pendant le temps indiqué sur le paquet. Sel et poivre au goût. En fin de cuisson, éteignez le feu et ajoutez le basilic frais haché. Servir le minestrone de légumes bien chaud. Valeurs nutritionnelles (par portion) : Calories : 350 kcal Lipides : 12 g

Glucides : 45 g Protéines : 15 g Fibres : 5 g

FUSILLI AU FROMAGE ET POIVRON

Temps de préparation : 15 minutes

Temps de cuisson : 15 minutes

Doses : 1 personne

Ingrédients:

100 g de fusilli

50 g de pecorino romano râpé

1/2 cuillère à café de poivre noir moulu

2 cuillères à soupe d'huile d'olive extra vierge

Eau de cuisson des pâtes au goût

Préparation:

Faites bouillir l'eau pour les pâtes. Dans un grand bol, mélanger le pecorino romano râpé et le poivre noir moulu.

Lorsque l'eau bout, salez et faites cuire les fusilli pendant le temps indiqué sur l'emballage. Égoutter les fusilli al dente en gardant une louche d'eau de cuisson. Versez les fusilli dans le bol avec le pecorino et le poivre. Ajoutez l'eau de cuisson petit à petit en remuant vigoureusement jusqu'à obtenir une crème épaisse et onctueuse. Ajouter l'huile d'olive extra vierge et bien mélanger. Servez les fusilli cacio e pepe bien chauds, en remuant encore une fois avant de les déguster. Valeurs nutritionnelles (par portion) :

Calories : 500 kcal

Matière grasse : 28 g

Glucides : 55 g

Protéine : 20 g

Fibres : 2 g

PAD DE CHOU THAÏ

Temps de préparation : 20 minutes

Temps de cuisson : 15 minutes

Doses pour 2 personnes :

Ingrédients:

150 g de chou frisé

150 g de riz thaïlandais

1 cuillère à soupe d'huile d'olive extra vierge

1 oignon rouge

1 poivron rouge

1 piment frais

2 oeufs

2 cuillères à soupe de sauce soja

2 cuillères à soupe de jus de citron vert

1 cuillère à soupe de cassonade

1 cuillère à soupe de cacahuètes hachées

Sel et poivre au goût

Préparation:

Coupez le chou frisé en fines lanières. Faites cuire le riz thaï dans de l'eau bouillante salée pendant 10 minutes. Pendant ce temps, faites chauffer l'huile d'olive extra vierge dans une poêle et faites revenir l'oignon émincé pendant 2 minutes. Ajoutez le poivron coupé en lanières et le piment haché et laissez cuire 5 minutes. Ajoutez les œufs et faites-les cuire brouillés. Ajoutez le riz thaïlandais, le chou frisé, la sauce soja, le jus de citron vert, la cassonade et les cacahuètes hachées. Sel et poivre. Cuire encore 5 minutes en remuant constamment. Valeurs nutritionnelles (par portion) :

Calories : 400 kcal

Glucides : 50 g

Protéine : 20 g

Matière grasse : 20 g

SOUPE DE TOMATES ET BASILIC AVEC CROÛTTONS COMPLETS

Temps de préparation : 20 minutes

Temps de cuisson : 30 minutes

Doses pour 2 personnes :

Ingrédients:

500 g de tomates pelées

1 oignon blanc

2 gousses d'ail

50 g de basilic frais

1 cuillère à soupe d'huile d'olive extra vierge

Sel et poivre au goût

Pain de grains entiers

Huile d'olive vierge extra

Préparation:

Dans une poêle, faites chauffer l'huile d'olive

extra vierge et faites revenir l'oignon et l'ail hachés haché pendant 2 minutes. Ajoutez les tomates pelées et laissez cuire 20 minutes. Mixez la soupe avec un mixeur. Ajouter le basilic frais haché, le sel et le poivre. Cuire encore 5 minutes. Coupez le pain complet en tranches et faites-le griller au four avec un filet d'huile d'olive extra vierge. Servir la soupe aux tomates et basilic avec des croûtons de pain complet. Astuces : Vous pouvez ajouter d'autres ingrédients à votre goût, comme des légumes hachés, comme des carottes ou du céleri. Si vous préférez, vous pouvez utiliser des tomates fraîches à la place des tomates pelées. Valeurs nutritionnelles (par portion) :

Calories : 200 kcal

Glucides : 25 g

Protéine : 5 g

Matière grasse : 10 g

TAGLIATELLES DE COURGETTES AUX CREVETTES ET AIL

Temps de préparation : 15 minutes

Temps de cuisson : 10 minutes

Doses pour 2 personnes :

Ingrédients:

2 courgettes

200 g de crevettes décortiquées

2 gousses d'ail

1 cuillère à soupe d'huile

Huile d'olive vierge extra

Sel et poivre au goût

Persil frais au goût

Préparation:

Coupez les courgettes en julienne avec une râpe ou un couteau bien aiguisé. Nettoyez les crevettes et décortiquez-les. Dans une poêle, faites chauffer l'huile d'olive extra vierge et faites revenir l'ail haché pendant 1 minute. Ajouter les crevettes et cuire 2 minutes. Ajoutez les courgettes et laissez cuire 5 minutes. Sel et poivre. Servir les tagliatelles de crevettes et de courgettes à l'ail avec du persil frais haché. Astuces : Vous pouvez ajouter d'autres ingrédients à votre goût, comme des tomates cerises ou du piment frais. Si vous préférez, vous pouvez utiliser des crevettes surgelées.

Valeurs nutritionnelles (par portion) :

Calories : 250 kcal

Glucides : 10 g

Protéine : 30 g

Matière grasse : 10 g

SOUPE DE HARICOTS NOIRS ET AVOCAT

Temps de préparation : 20 minutes

Temps de cuisson : 20 minutes

Doses pour 2 personnes :

Ingrédients:

250 g de haricots noirs en conserve

1 oignon blanc

1 carotte

1 branche de céleri

2 gousses d'ail

1 feuille de laurier

1 branche de romarin

1 cuillère à soupe d'huile d'olive extra vierge

Sel et poivre au goût, 1 avocat

Jus de citron vert, coriandre fraîche au goût

Préparation:

Rincez les haricots et placez-les dans une casserole d'eau froide. Ajoutez l'oignon haché, les carottes coupées en dés, le céleri coupé en dés, l'ail haché, le laurier et le romarin. Portez à ébullition, puis baissez le feu et laissez cuire 20 minutes. Mixez la soupe avec un mixeur. Sel et poivre. Coupez l'avocat en deux, retirez le noyau et épluchez-le. Écrasez l'avocat avec une fourchette et ajoutez le jus de citron vert. Servir la soupe aux haricots noirs avec de l'avocat et de la coriandre fraîche hachée. Astuces : Vous pouvez ajouter d'autres ingrédients à votre goût, comme du piment frais ou du paprika. Valeurs nutritionnelles (par portion) :

Calories : 300 kcal

Glucides : 30 g

Protéine : 15 g

Matière grasse : 15 g

TAGLIATELLES ENTIÈRES, AVEC SAUCE AVOCAT ET TOMATES

Temps de préparation : 15 minutes

Temps de cuisson : 10 minutes

Doses pour 2 personnes :

Ingrédients:

160 g de tagliatelles complètes

1 avocat

100 g de tomates cerises

1/2 oignon rouge

2 cuillères à soupe d'huile d'olive extra vierge

1 cuillère à soupe de jus de citron

Sel et poivre au goût

Préparation:

Faites cuire les tagliatelles complètes dans de l'eau bouillante salée pendant 8 minutes. Pendant ce temps, préparez la sauce : mélangez l'avocat, les tomates cerises, l'oignon rouge, l'huile d'olive extra vierge, le jus de citron, le sel et le poivre. Égouttez les tagliatelles et assaisonnez-les avec la sauce avocat. Astuces : Vous pouvez ajouter d'autres ingrédients à votre goût, comme des olives noires ou du basilic frais. Si vous préférez, vous pouvez utiliser des tomates pelées à la place des tomates cerises. Valeurs nutritionnelles (par portion) :

Calories : 400 kcal

Glucides : 50 g

Protéine : 15 g

Matière grasse : 20 g

SALADE DE HARICOTS VERTS AU THON ET OEUFS BOULLIS

Temps de préparation : 15 minutes

Temps de cuisson : 10 minutes

Doses pour 2 personnes :

Ingrédients:

200 g de haricots verts

1 boîte de thon 100 g.

2 oeufs durs

1 oignon rouge

1 cuillère à soupe d'huile d'olive extra vierge

1 cuillère à soupe de jus de citron

Sel et poivre au goût

Préparation:

Faites cuire les haricots verts dans l'eau bouillante salée pendant 5 minutes. Coupez les œufs durs en petits morceaux. Coupez l'oignon rouge en fines tranches. Dans un bol, mélanger les haricots verts, le thon, les œufs durs, l'oignon rouge, l'huile d'olive extra vierge, le jus de citron, le sel et le poivre. Astuces : Vous pouvez ajouter d'autres ingrédients à votre goût, des olives vertes. Si vous préférez, vous pouvez utiliser des haricots verts surgelés à la place des haricots verts frais. Valeurs nutritionnelles (par portion) :

Calories : 300 kcal

Glucides : 20 g

Protéine : 30 g

Matière grasse : 15 g

RISOTTO AU RADICCHIO ET GORGONZOLA

Temps de préparation : 15 minutes

Temps de cuisson : 20 minutes

Doses : 1 personne

Ingrédients:

80 g de riz Carnaroli

1 oignon blanc, 100 g de radicchio

50 g de gorgonzola doux

50 ml de vin blanc sec

1/2 litre de bouillon de légumes

20 g de beurre, Sel et poivre au goût

Préparation:

Nettoyer et hacher l'oignon. Coupez le radicchio en lanières. Dans une grande casserole, faire fondre le beurre à feu moyen. Ajouter l'oignon haché et faire revenir quelques minutes, jusqu'à ce qu'il soit tendre transparent. Ajouter le radicchio coupé en lanières et cuire 5 minutes en remuant souvent. Versez le vin blanc et laissez l'alcool s'évaporer. Ajoutez le riz Carnaroli et mélangez bien pour ajouter de la saveur. Sel et poivre au goût. Versez le bouillon de légumes une louche à la fois en remuant constamment. Faites cuire le risotto pendant environ 20 minutes ou jusqu'à ce que le riz soit crémeux et al dente. Éteignez le feu et ajoutez le gorgonzola sucré coupé en cubes. Bien mélanger jusqu'à ce que le fromage soit fondu et crée une crème. Servir le risotto au radicchio et au gorgonzola bien chaud. Valeurs nutritionnelles (par portion) :

Calories : 550 kcal Matières grasses : 28 g

Glucides : 65 g Protéines : 20 g

Fibres : 5 g

SPAGHETTI À L'AIL, À L'HUILE ET AUX PIMENTS

Temps de préparation : 10 minutes

Temps de cuisson : 10 minutes

Doses : 1 personne

Ingrédients:

100 g de spaghettis

2 gousses d'ail

1 piment frais (facultatif)

4 cuillères à soupe d'huile d'olive extra vierge

Sel et poivre au goût

Persil frais haché au goût

Préparation:

Faites bouillir l'eau pour les pâtes. Dans une grande poêle, faire chauffer l'huile d'olive extra vierge à feu moyen. Faites frire l'ail pelé et écrasé pendant une minute, jusqu'à ce qu'il soit doré. Ajoutez le piment frais haché (si désiré) et mélangez pour parfumer l'huile. Sel et poivre au goût. Lorsque l'eau bout, salez et faites cuire les spaghettis pendant le temps indiqué sur l'emballage. Égouttez les spaghettis al dente et versez-les dans la poêle avec l'huile, l'ail et le piment. Mélangez bien pour combiner le tout. Ajoutez le persil frais haché et servez les spaghettis avec l'ail, l'huile et le piment chaud.

Valeurs nutritionnelles (par portion) :

Calories : 462 kcal

Matière grasse : 17,8 g

Glucides : 66,7 g

Protéines : 8,7 g

Fibres : 2,2 g

SALADE DE PÂTES GRECQUE

Temps de préparation : 20 minutes

Temps de cuisson : 15 minutes

Doses : 1 personne

Ingrédients:

100 g de pâtes (penne, farfalle ou fusilli)

1/2 concombre

1/2 tomate

1/4 d'oignon rouge

100 g de feta

10 olives noires

2 cuillères à soupe d'huile d'olive extra vierge

1 cuillère à soupe de jus de citron

Origan séché au goût

Sel et poivre au goût

Préparation:

Faites cuire les pâtes dans beaucoup d'eau salée pendant le temps indiqué sur l'emballage. Égouttez-le al dente et refroidissez-le sous l'eau courante. Coupez le concombre, la tomate et l'oignon rouge en petits morceaux. Émiettez la feta et dénoyautez les olives noires. Dans un grand bol, mélanger les pâtes réfrigérées, le concombre, la tomate, l'oignon rouge, la feta et les olives noires. Assaisonner avec de l'huile d'olive extra vierge, du jus de citron, de l'origan séché, du sel et du poivre au goût. Bien mélanger et servir la salade de pâtes grecques fraîches.

Valeurs nutritionnelles (par portion) :

Calories : 450 kcal

Matière grasse : 20 g

Glucides : 55 g

Protéine : 20 g

Fibres : 5 g

PÂTES AU PESTO GÉNOIS

Temps de préparation : 15 minutes

Temps de cuisson : 10 minutes

Doses : 1 personne

Ingrédients:

100 g de pâtes (trofie, génoise ou linguine)

50 g de pesto génois

30 g de parmesan râpé

2 cuillères à soupe d'huile d'olive extra vierge

Basilic frais pour décorer (facultatif)

Sel et poivre au goût

Préparation:

Faites bouillir l'eau pour les pâtes. Dans un grand bol, mélangez le pesto génois avec le parmesan râpé et une cuillère d'huile d'olive extra vierge. Sel et poivre au goût. Lorsque l'eau bout, salez et faites cuire les pâtes pendant le temps indiqué sur l'emballage. Égouttez les pâtes al dente et assaisonnez-les avec le pesto préparé en mélangeant bien pour combiner le tout. Ajoutez une autre cuillère à soupe d'huile d'olive extra vierge si nécessaire. Servir les pâtes avec le pesto bien chaud, en décorant de feuilles de basilic frais (facultatif).

Valeurs nutritionnelles (par portion) :

Calories : 500 kcal

Matière grasse : 25 g

Glucides : 65 g

Protéine : 15 g

Fibres : 5 g

RISOTTO AUX CHAMPIGNONS

Temps de préparation : 20 minutes

Temps de cuisson : 25 minutes

Doses : 1 personne

Ingrédients:

80 g de riz Carnaroli

1/2 oignon blanc

200 g de champignons mélangés

(cèpes, champignons, punaises)

1/2 verre de vin blanc sec

500 ml de bouillon de légumes

1 noix de beurre

30 g de parmesan râpé

Persil frais haché au goût

Sel et poivre au goût

Préparation:

Nettoyez les champignons et coupez-les en petits morceaux. Dans une casserole, faites chauffer le beurre à feu moyen. Faites revenir l'oignon haché pendant quelques minutes. Ajouter les champignons et cuire 5 minutes en remuant souvent. Versez le vin blanc et laissez l'alcool s'évaporer. Ajoutez le riz Carnaroli et mélangez bien pour ajouter de la saveur. Sel et poivre au goût. Versez le bouillon de légumes une louche à la fois en remuant constamment. Faites cuire le risotto pendant environ 20 minutes ou jusqu'à ce que le riz soit crémeux et al dente. Éteignez le feu et ajoutez le parmesan râpé et le persil frais haché. Mélangez bien et servez le risotto aux champignons bien chaud. Valeurs nutritionnelles (par portion) :

Calories : 450 kcal Matières grasses : 18 g

Glucides : 60 g Protéines : 15 g Fibres : 5 g

PENNE À LA TOMATE ET BASILIC

Temps de préparation : 20 minutes

Temps de cuisson : 30 minutes

Doses : 1 personne

Ingrédients:

100 g de pennes

400 g de tomates pelées

1/2 oignon blanc

1 gousse d'ail

2 cuillères à soupe d'huile d'olive extra
vierge

Basilic frais haché au goût

Sel et poivre au goût

Parmesan râpé au goût (facultatif)

Préparation:

Dans une grande poêle, faire chauffer l'huile
d'olive extra vierge à feu moyen.

Faites revenir l'oignon haché et l'ail pelé et écrasé pendant quelques minutes. Ajoutez les tomates pelées écrasées avec les mains et une pincée de sel. Faites cuire la sauce tomate pendant environ 20 minutes en remuant de temps en temps. Ajoutez le basilic frais haché et mélangez. Sel et poivre au goût. Pendant ce temps, faites cuire les penne dans beaucoup d'eau salée pendant le temps indiqué sur le paquet. Égouttez les penne al dente et versez-les dans la poêle avec la sauce tomate. Remuez doucement pour combiner le tout. Servir les penne avec les tomates et le basilic bien chauds. Valeurs nutritionnelles (par portion) :

Calories : 450 kcal Matières grasses : 15 g

Glucides : 65 g Protéines : 15 g

Fibres : 5 g

SPAGHETTI À LA MATRICIANA

Temps de préparation : 25 minutes

Temps de cuisson : 20 minutes

Doses : 1 personne

Ingrédients:

100 g de spaghettis

150 g de joue de porc

1/2 oignon blanc

1 gousse d'ail

70 ml de vin blanc sec

400 g de tomates pelées

Pecorino romano râpé au goût

Sel et poivre au goût

Préparation:

Coupez la joue de porc en petits morceaux. Dans une grande poêle, faire chauffer un filet d'huile d'olive à feu moyen. Faire revenir l'oignon haché et l'ail pelé et écrasé pendant quelques minutes. Ajouter le bacon et cuire jusqu'à ce qu'il soit croustillant. Versez le vin blanc et laissez l'alcool s'évaporer. Ajoutez les tomates pelées écrasées avec les mains et une pincée de sel. Faites cuire la sauce environ 15 minutes en remuant de temps en temps. Pendant ce temps, faites cuire les spaghettis dans beaucoup d'eau salée pendant le temps indiqué sur le paquet. Égouttez les spaghettis al dente et versez-les dans la poêle avec la sauce. Mélangez bien pour combiner le tout. Ajoutez le pecorino romano râpé selon votre goût et mélangez. Servir les spaghettis matriciana bien chauds, avec une pincée de pecorino romano râpé. Valeurs nutritionnelles (par portion) : Calories : 650 kcal Lipides : 35 g

Glucides : 70 g Protéines : 30 g Fibres : 5 g

RECETTES
DEUXIÈME PLATS

BAR AU FOUR

Temps de préparation : 20 minutes

Temps de cuisson : 20-25 minutes

Doses : 1 personne

Ingrédients:

1 bar frais, 300 g

Huile d'olive extra vierge au goût

Citron au goût

Sel au goût

Tomates au goût (facultatif)

Olives noires au goût (facultatif)

Herbes aromatiques fraîches un

plaisir (romarin, thym, sauge)

Préparation:

Nettoyer le bar : Vider le bar et l'écailler. Lavez-le soigneusement en dessous l'eau courante et séchez-la avec du papier absorbant. Assaisonner le bar : Dans un bol, arroser le bar d'huile d'olive extra vierge, de sel et de poivre noir fraîchement moulu. Ajoutez le jus d'un citron et des herbes fraîches au goût. Disposez le bar sur une plaque allant au four : Disposez le bar sur un lit de pommes de terre nouvelles, de tomates cerises et d'olives noires (facultatif). Cuire au four : Cuire le bar dans un four préchauffé à 180°C pendant 20-25 minutes, ou jusqu'à la fin de la cuisson (la chair du poisson doit être blanche et compacte). Servir : Sortez le bar du four et servez chaud avec les pommes de terre nouvelles, les tomates cerises et les olives noires (si utilisées). Valeurs nutritionnelles (par portion) : Calories : 450 kcal Lipides : 25 g

Protéines : 60 g Glucides : 10 g

Fibres : 2 g

ESPADON GRILLÉ AU ROMARIN

Temps de préparation : 15 minutes

Temps de cuisson : 10 minutes

Doses : 1 personne

Ingrédients:

1 steak d'espadon de 250 g

Huile d'olive extra vierge au goût

Citron au goût

Sel au goût

Poivre noir fraîchement moulu au goût

Romarin au goût

Préparation:

Nettoyer l'espadon : Lavez soigneusement le steak d'espadon sous l'eau courante et séchez-le avec du papier absorbant. Assaisonner l'espadon:

Dans un bol, arroser l'espadon d'huile d'olive extra vierge, de sel et de poivre noir fraîchement moulu. Ajoutez le jus d'un citron et le romarin. Griller l'espadon : Chauffer un gril à feu moyen-vif. Graisser légèrement le gril avec de l'huile d'olive extra vierge. Placer le steak d'espadon sur le gril et cuire 4 à 5 minutes de chaque côté, ou jusqu'à ce qu'il soit doré et ferme. Servir : Sortez l'espadon grill éau romarin du four et servez chaud avec un accompagnement de légumes grillés ou une salade fraîche. Valeurs nutritionnelles (par portion) :

Calories : 400 kcal

Matière grasse : 20 g

Protéine : 50 g

Glucides : 10 g

Fibres : 2 g

OMELETTE AUX POMMES DE TERRE

Temps de préparation : 15 minutes

Temps de cuisson : 10 minutes

Doses : 1 personne

Ingrédients:

100 g de pommes de terre

2 oeufs

1/2 oignon blanc (facultatif)

30 g de parmesan râpé

Huile d'olive extra vierge au goût

Sel au goût

Poivre noir fraîchement moulu au goût

Préparation:

Épluchez les pommes de terre et coupez-les en cubes d'environ 1 cm. Dans une poêle antiadhésive, faites chauffer un filet d'huile d'olive extra vierge et faites revenir l'oignon finement haché (le cas échéant).

Ajouter les pommes de terre coupées en dés et cuire environ 10 minutes en remuant de temps en temps jusqu'à ce qu'elles soient tendres. Dans un bol, battez les œufs avec le parmesan râpé, salez et poivrez. Versez les pommes de terre cuites et le persil haché (le cas échéant) dans le mélange d'œufs et mélangez bien. Faites chauffer un filet d'huile d'olive extra vierge dans une poêle antiadhésive d'un diamètre d'environ 15 cm. Versez le mélange d'œufs et de pommes de terre dans la poêle et faites cuire à feu moyen-doux pendant environ 5 minutes, ou jusqu'à ce que l'omelette soit bien prise au fond. A l'aide d'une assiette, retournez l'omelette et faites-la cuire encore 2-3 minutes de l'autre côté. Épluchez l'omelette de pommes de terre et servez-la chaude.

Valeurs nutritionnelles (par portion) :

Calories : 350 kcal Matières grasses : 15 g

Protéines : 15 g Glucides : 40 g Fibres : 5 g

FILET DE BOEUF AU POIVRON VERT

Temps de préparation : 20 minutes

Temps de cuisson : 10 minutes

Doses : 1 personne

Ingrédients:

200 g de filet de bœuf

1 cuillère à soupe de grains de poivre vert

1/2 échalote

100 ml de crème fraîche

Beurre au goût

Huile d'olive extra vierge au goût

Sel au goût

Poivre noir fraîchement moulu au goût

Préparation:

Écrasez les grains de poivre vert avec un mortier. Hachez finement l'échalote. Dans une poêle, faites chauffer un filet d'huile

huile d'olive extra vierge et faire dorer le filet de bœuf de tous les côtés pour le sceller. Ajouter le beurre, les échalotes hachées et le poivron vert concassé. Cuire le filet de bœuf pendant 5 à 7 minutes de chaque côté ou jusqu'à la cuisson désirée. Ajoutez une louche d'eau chaude et laissez cuire quelques minutes. Ajoutez la crème fraîche, salez et poivrez. Cuire encore une minute en remuant jusqu'à obtenir une sauce crémeuse. Servir le filet de bœuf au poivron vert bien chaud avec sa sauce. Valeurs nutritionnelles (par portion) :

Calories : 450 kcal

Matière grasse : 10 g

Protéine : 15 g

Glucides : 30 g

Fibres : 2 g

POULET GRILLÉ AVEC MÉLANGE DE LÉGUMES

Temps de préparation : 20 minutes

Temps de cuisson : 20 minutes

Doses pour 2 personnes

Ingrédients:

2 poitrines de poulet

1 courgette

1 poivron rouge

1 aubergine

1 oignon rouge

2 cuillères à soupe d'huile

Huile d'olive vierge extra

Sel et poivre au goût

Préparation:

Coupez le poulet en tranches d'environ 2 cm d'épaisseur. Lavez les légumes et coupez-les en tranches. Dans un bol, mélangez l'huile d'olive extra vierge avec du sel et du poivre. Faites mariner le poulet et les légumes dans le bol pendant 15 minutes. Chauffer un gril à feu moyen-vif. Faites cuire le poulet et les légumes environ 20 minutes en les retournant à mi-cuisson. Servir le poulet avec les légumes grillés. Valeurs nutritionnelles (par portion) :

Calories : 350

Matière grasse : 15 g

Protéine : 40 g

Glucides : 10 g

SAUMON AU FOUR AUX ASPERGES

Temps de préparation : 15 minutes

Temps de cuisson : 20 minutes

Doses pour 2 personnes

Ingrédients:

2 filets de saumon

100 g d'asperges

1 cuillère à soupe d'huile

Huile d'olive vierge extra

Sel et poivre au goût

1 citron

Préparation:

Préchauffer le four à 180°C. Lavez les asperges et coupez l'extrémité la plus dure. Disposez les filets de saumon sur une plaque allant au four. Assaisonner le saumon avec de l'huile d'olive extra vierge, du sel et du poivre. Disposez les asperges autour du saumon. Cuire au four pendant 20 minutes. Servir le saumon avec les asperges et arroser du jus d'un citron.

Valeurs nutritionnelles (par portion) :

Calories : 400

Matière grasse : 20 g

Protéine : 45 g

Glucides : 5 g

STEAK DE BOEUF SAUCE
AU POIVRE VERT

Temps de préparation : 30 minutes

Temps de cuisson : 20 minutes

Doses pour 2 personnes

Ingrédients:

2 steaks de bœuf de 200 g chacun

2 cuillères à soupe de poivron vert mariné

1/2 verre de crème fraîche

1 cuillère à soupe de cognac

1 cuillère à soupe de beurre

Sel et poivre au goût

Préparation:

Rincez les steaks de bœuf et séchez-les avec du papier absorbant. Écrasez les grains de poivre vert avec un mortier. Dans une poêle antiadhésive, faire fondre le beurre à feu moyen-vif. Cuire les steaks 4 à 5 minutes de chaque côté ou jusqu'à la cuisson désirée. Retirez les steaks de la poêle et réservez au chaud. Dans la même poêle, ajoutez le poivron vert et le cognac. Cuire 1 minute en remuant avec une cuillère en bois. Ajoutez la crème fraîche et laissez cuire encore 5 minutes ou jusqu'à ce que la sauce épaississe. Sel et poivre au goût. Servir les steaks avec la sauce au poivre vert. Valeurs nutritionnelles (par portion) :

Calories : 500

Matière grasse : 30 g

Protéine : 40 g

Glucides : 5 g

FILET DE POISSON AU CITRON ET PERSIL

Temps de préparation : 15 minutes

Temps de cuisson : 15 minutes

Doses pour 2 personnes

Ingrédients:

2 filets de poisson blanc

(cabillaud, truite, dorade, etc.)

1 citron

1 cuillère à soupe de persil haché

1 cuillère à soupe d'huile

Huile d'olive vierge extra

Sel et poivre au goût

Préparation:

Préchauffer le four à 180°C. Lavez le citron et coupez-le en fines tranches. Rincez les filets de poisson et séchez-les avec du papier absorbant. Disposez les filets de poisson sur une plaque allant au four. Assaisonnez le poisson avec de l'huile d'olive extra vierge, du sel et du poivre. Répartissez les tranches de citron et le persil haché sur les filets de poisson. Cuire au four pendant 15 minutes. Servir le poisson avec la sauce au citron et au persil.

Valeurs nutritionnelles (par portion) :

Calories : 250

Matière grasse : 10 g

Protéine : 35 g

Glucides : 5 g

BOULETTES DE DINDE AVEC SAUCE TOMATE

Temps de préparation : 30 minutes

Temps de cuisson : 30 minutes

Doses pour 2 personnes

Ingrédients:

250 g de dinde hachée, 1 oeuf

50 g de parmesan râpé

50 g de chapelure

1 oignon blanc

1 carotte

1 branche de céleri

200 g de tomates pelées

1 cuillère à soupe d'huile

d'olive extra vierge

Sel et poivre au goût

Préparation:

Dans un grand bol, mélangez la dinde hachée avec l'œuf, le parmesan râpé, la chapelure, le sel et le poivre. Hachez finement l'oignon, la carotte et le céleri. Dans une poêle antiadhésive, faites chauffer l'huile d'olive extra vierge et faites revenir les légumes hachés pendant 5 minutes. Ajouter les tomates pelées et cuire 15 minutes en remuant de temps en temps. Sel et poivre au goût. Former des boulettes de viande avec le mélange de dinde hachée. Ajouter les boulettes de viande à la sauce tomate et cuire encore 15 minutes. Servir les boulettes de viande avec la sauce tomate. Valeurs nutritionnelles (par portion) :

Calories : 400

Matière grasse : 20 g

Protéine : 30 g

Glucides : 20 g

POITRINE DE POULET FARCIE AU FROMAGE ET AUX ÉPINARDS

Temps de préparation : 20 minutes

Temps de cuisson : 30 minutes

Doses pour 2 personnes

Ingrédients:

2 poitrines de poulet

100 g d'épinards

50 g de ricotta

50 g de parmesan râpé

1 oignon blanc

1 gousse d'ail

1 cuillère à soupe d'huile

Huile d'olive vierge extra

Sel et poivre au goût

Préparation:

Ouvrez les poitrines de poulet comme un livre et battez-les avec un maillet à viande. Dans une poêle antiadhésive, faites chauffer l'huile d'olive extra vierge et faites revenir l'oignon émincé et l'ail haché pendant 5 minutes. Ajouter les épinards et cuire 5 minutes en remuant de temps en temps. Sel et poivre au goût. Dans un bol, mélangez la ricotta, le parmesan râpé et les épinards sautés. Farcir les poitrines de poulet avec le mélange de ricotta et d'épinards. Fermez les poitrines de poulet avec des cure-dents. Disposez les poitrines de poulet farcies sur une plaque allant au four. Cuire au four préchauffé à 180°C pendant 30 minutes. Servir les poitrines de poulet farcies chaudes. Valeurs nutritionnelles (par portion) :

Calories : 450, Lipides : 25 g

Protéine : 40 g

Glucides : 10 g

ESPADON GRILLÉ

Temps de préparation : 15 minutes

Temps de cuisson : 10 minutes

Doses : 1 personne

Ingrédients:

200-250 g de steak d'espadon

Huile d'olive extra vierge au goût

Citron au goût

Sel au goût

Poivre noir fraîchement moulu au goût

Préparation:

Nettoyer l'espadon: Lavez soigneusement le steak d'espadon sous l'eau courante et séchez-le avec du papier absorbant. Assaisonner l'espadon: Dans un bol, arroser l'espadon d'huile d'olive extra vierge, de sel et de poivre noir fraichement moulu. Ajoutez le jus d'un citron. Griller l'espadon : Chauffer un gril à feu moyen-vif. Graisser légèrement le gril avec de l'huile d'olive extra vierge. Placer le steak d'espadon sur le gril et cuire 4 à 5 minutes de chaque côté, ou jusqu'à ce qu'il soit doré et ferme. Servir : Sortez l'espadon grillé du four et servez chaud avec un accompagnement de légumes grillés ou une salade fraîche. Si vous le souhaitez, vous pouvez presser un peu de jus de citron sur l'espadon avant de servir. Valeurs nutritionnelles (par portion) :

Calories : 350 kcal

Matière grasse : 20 g

Protéine : 50 g

Glucides : 5 g

Fibres : 1 g

ESCALOPPINE AU CITRON

Temps de préparation : 20 minutes

Temps de cuisson : 10 minutes

Doses : 1 personne

Ingrédients:

200 g de tranches de veau

(finement coupé et battu)

1 citron

Farine au goût

Beurre au goût

Sel au goût

Poivre noir fraîchement moulu au goût

Préparation:

Fariner les tranches de veau : Mettre la farine sur une assiette plate et fariner soigneusement les tranches de veau des deux côtés en éliminant l'excédent.

Farine. Faire fondre le beurre : Dans une grande poêle, faire chauffer le beurre à feu moyen-vif. Si vous préférez une saveur plus légère, vous pouvez utiliser un filet d'huile d'olive extra vierge à la place du beurre. Cuire les Saint-Jacques : Placer les tranches de veau farinées dans la poêle avec le beurre fondu et les faire cuire environ 2-3 minutes de chaque côté, ou jusqu'à ce qu'elles soient dorées. Ajouter le citron : Pressez le jus d'un citron sur les Saint-Jacques et laissez cuire encore une minute en remuant délicatement pour mélanger le jus avec le beurre. Sel et poivre : Ajoutez du sel et du poivre noir fraîchement moulu au goût. Servir : Assiettez les pétoncles avec du citron et décorez de persil frais haché (facultatif). Servir chaud avec des pommes de terre au four ou des légumes grillés. Valeurs nutritionnelles (par portion) : Calories : 350 kcal Lipides : 25 g Protéines : 30 g Glucides : 5 g Fibres : 1 g

FOIE À LA VÉNITIEN

Temps de préparation: 20 minutes

Temps de cuisson: 20 minutes

Doses: 1 personne

Ingrédients:

300 g de foie de veau

(coupé en fines tranches)

2 oignons blancs moyens

1 cuillère à soupe d'huile d'olive extra vierge

1 noix de beurre

2 cuillères à soupe de vinaigre de vin blanc

1 cuillère à soupe de persil haché

Sel au goût

Poivre noir fraîchement moulu au goût

Farine au goût (facultatif)

Préparation:

Nettoyer le foie : Lavez soigneusement le foie de veau sous l'eau courante et séchez-le avec du papier absorbant. Retirez tous les films ou côtes. Si nécessaire, coupez le foie en fines tranches d'environ 1 cm d'épaisseur. Fariner le foie (facultatif) : Si vous souhaitez une panure plus croustillante, farinez légèrement les tranches de foie des deux côtés. Faire revenir les oignons : Dans une grande poêle, faire chauffer l'huile d'olive extra vierge à feu moyen. Émincez finement les oignons et ajoutez-les dans la poêle. Faites revenir les oignons pendant environ 15 minutes, en remuant de temps en temps, jusqu'à ce qu'ils soient bien fanés et dorés. Ajouter le foie : Ajouter les tranches de foie farinées (si vous utilisez de la farine) aux oignons frits. Sel et poivre au goût. Déglacer au vinaigre : Déglacer le foie avec le vinaigre de vin blanc en remuant délicatement pour bien mélanger le liquide. Cuire le foie : Cuire le foie environ 5 minutes, en remuant de temps en temps, jusqu'à ce qu'il soit bien cuit et qu'il ait pris une couleur rose à l'intérieur. Ajouter le beurre et le persil : Une fois cuit, ajouter le beurre en flocons et le persil haché. Remuer délicatement pour faire fondre le beurre et parfumer le foie. Servir : Servir le foie vénitien bien chaud avec un accompagnement de polenta grillée ou de pommes de terre au four.

Valeurs nutritionnelles (par portion) :

Calories : 450 kcal

Matière grasse : 30 g

Protéine : 35 g

Glucides : 10 g

Fibres : 2 g

POULET AU CURRY AUX ÉPINARDS

Temps de préparation : 20 minutes

Temps de cuisson : 25 minutes

Doses pour 4 personnes

Ingrédients:

4 poitrines de poulet

(à partir de 180 g chacun)

Épinards frais (400 g)

Lait de coco (400 ml)

Curry en poudre (2 cuillères à soupe)

Huile d'olive extra vierge (60 ml)

Sel et poivre noir

Préparation:

1. Cuire le poulet dans une poêle avec de l'huile d'olive jusqu'à ce qu'il soit doré et bien cuit. 2. Ajouter les épinards frais et cuire jusqu'à ce qu'ils soient fanés. 3. Versez le lait de coco et la poudre de curry. Cuire jusqu'à ce que le poulet soit bien cuit et que la sauce soit épaisse. 4. Complétez avec du sel et du poivre. 5. Servir comme plat principal plein de saveurs.

Valeurs nutritionnelles (par portion) :

Calories : 600 kcal

Matière grasse : 30 g

Protéine : 40 g

Glucides : 50 g

Fibres : 5 g

SAUMON AU FOUR AUX LÉGUMES

Temps de préparation : 10 minutes

Temps de cuisson : 20 minutes

Doses : 1 personne

Ingrédients:

200 g de filet de saumon

100 g de pommes de terre

50 g de courgettes

50 g de carottes

1 oignon rouge

1 gousse d'ail

2 cuillères à soupe d'huile d'olive extra vierge

1 cuillère à soupe d'herbes fraîches haché (romarin, thym, marjolaine)

Sel au goût Poivre noir fraîchement moulu au goût

Préparation:

Préchauffer le four à 200°C. Lavez et nettoyez les légumes : Épluchez les pommes de terre et coupez-les en cubes. Lavez les courgettes et coupez-les en rondelles. Épluchez les carottes et coupez-les en rondelles. Tranchez l'oignon rouge et émincez l'ail. Assaisonner les légumes : Dans un grand bol, verser les pommes de terre, les courgettes, les carottes, l'oignon émincé et l'ail haché. Ajoutez 2 cuillères à soupe d'huile d'olive extra vierge, les herbes aromatiques hachées, du sel et du poivre. Bien mélanger pour répartir uniformément l'assaisonnement. Disposez les légumes sur une plaque allant au four. Répartir les légumes assaisonnés au fond de la poêle. Préparez le saumon : Lavez le filet de saumon et séchez-le avec du papier absorbant. Placez-le sur les légumes dans la poêle. Assaisonnez le saumon avec un filet d'huile d'olive extra vierge, du sel et du poivre.

Cuire au four : Cuire la poêle avec le saumon et les légumes pendant environ 20 minutes, ou jusqu'à ce que le saumon soit cuit et que les légumes soient dorés. Servir : Sortez le saumon cuit du four avec les légumes et servez chaud. Si vous le souhaitez, il peut être accompagné d'un accompagnement de riz ou de quinoa.

Valeurs nutritionnelles (par portion) :

Calories : 500 kcal

Matière grasse : 25 g

Protéine : 30 g

Glucides : 40 g

Fibres : 5 g

POULET AU CITRON

Temps de préparation : 15 minutes

Temps de cuisson : 10 minutes

Doses : 1 personne

Ingrédients:

200 g de blanc de poulet coupé en tranches

1/2 citron non traité

1 cuillère à soupe de farine

1 cuillère à soupe d'huile d'olive extra vierge

1/2 gousse d'ail

1 brin de romarin, Sel au goût

Poivre noir fraîchement moulu au goût

Préparation:

Fariner les tranches de poulet : Mettre la farine sur une assiette plate et fariner délicatement les tranches de poulet des deux côtés en éliminant l'excédent de farine. Faites chauffer l'huile dans une poêle :

Dans une grande poêle, chauffer l'huile d'olive extra vierge à feu moyen-vif. Cuire le poulet : Placez les tranches de poulet farinées dans la poêle avec l'huile chaude et faites-les cuire environ 2-3 minutes de chaque côté, ou jusqu'à ce qu'elles soient dorées. Déglacer au vin blanc (facultatif) : Si vous le souhaitez, déglacer le poulet avec du vin blanc sec. Versez le vin dans la casserole et remuez doucement pour évaporer l'alcool. Ajoutez les arômes : Mélangez l'ail haché, la branche de romarin et le zeste râpé d'1/2 citron. Sel et poivre au goût. Cuisiner avec du citron : Pressez le jus d'1/2 citron sur le poulet et laissez cuire encore une minute en remuant doucement pour combiner le jus avec l'assaisonnement. Servir : Assiettez le poulet au citron et servez chaud Valeurs nutritionnelles (par portion) : Calories : 300 kcal Lipides : 15 g Protéines : 30 g Glucides : 2 g Fibres : 0,5 g.

STEAK GRILLÉ

Temps de préparation : 10 minutes

Temps de cuisson : 4-5 minutes

Doses : 1 personne

Ingrédients:

1 steak de bœuf (coupes recommandées :

entrecôte, surlonge,)

environ 2 cm d'épaisseur, Sel au goût

Poivre noir fraîchement moulu au goût

Huile d'olive extra vierge (facultatif)

Préparation:

Choisir le steak : Pour un steak grillé parfait, il est important d'utiliser du bœuf de qualité. Les coupes recommandées sont l'entrecôte, le surlonge d'une épaisseur d'au moins 2 cm. Tapotez le steak avec du papier absorbant pour bien le sécher des deux côtés. Assaisonner le steak : Assaisonner avec du sel et

poivrer généreusement le steak des deux côtés. Cuire le steak : Placez le steak sur le gril chaud et faites cuire 2-3 minutes de chaque côté pour une cuisson mi-saignante (saignante). Pour des cuissons plus ou moins toastées, ajustez le temps de cuisson selon vos goûts. Retournez le steak une seule fois : si vous le souhaitez, badigeonnez le steak d'un filet d'huile d'olive extra vierge pendant la cuisson pour le rendre plus brillant et plus savoureux. Temps de repos : Une fois cuit, retirez le steak du gril et laissez-le reposer 2 à 3 minutes sur une planche à découper avant de servir. Cela permettra au jus de se répartir uniformément dans toute la viande. Valeurs nutritionnelles (par portion) :

Calories : 350 kcal

Matière grasse : 20 g

Protéine : 30 g

Glucides : 0 g

BURGER DE DINDE

Temps de préparation : 20 minutes

Temps de cuisson : 15 minutes

Portions : 2 hamburgers

Ingrédients:

300 g de dinde hachée

1 cuillère à soupe de chapelure

1 oeuf

1 petit oignon blanc haché

1 gousse d'ail émincée

1 cuillère à soupe de persil frais haché

1/2 cuillère à café d'origan séché

1/4 cuillère à café de poudre de cumin

Sel au goût

Poivre noir fraîchement moulu au goût

4 cuillères à soupe d'huile d'olive extra vierge

Préparation:

Préparez le mélange à hamburger : Dans un grand bol, mélangez la dinde hachée, la chapelure, l'œuf, l'oignon haché, l'ail haché, le persil haché, l'origan séché, le cumin moulu, le sel et le poivre. Mélangez bien le mélange avec vos mains jusqu'à obtenir un mélange lisse. Former les burgers : Divisez le mélange en 4 portions égales et formez avec vos mains 4 burgers d'environ 10 cm de diamètre et 2 cm d'épaisseur. Si le mélange est trop collant, humidifiez légèrement vos mains. Cuire les hamburgers : Faites chauffer l'huile d'olive extra vierge dans une poêle antiadhésive à feu moyen-vif. Cuire les hamburgers pendant environ 3 à 4 minutes de chaque côté, ou jusqu'à ce qu'ils soient dorés et bien cuits.

Assemblez les burgers : Faites griller les pains à hamburger. Remplissez les petits pains avec les burgers cuits, les tranches de tomate, la laitue verte, l'oignon rouge tranché, le cheddar, le ketchup, la mayonnaise et la moutarde (au goût).
Servir : Servez les hamburgers de dinde bien chauds.

Valeurs nutritionnelles (par hamburger) :

Calories : 350 kcal

Matière grasse : 20 g

Protéine : 30 g

Glucides : 10 g

POITRINE DE POULET GRILLÉE

Temps de préparation : 15 minutes

Temps de cuisson : 10 minutes

Doses : 1 personne

Ingrédients:

150 g de poitrine de poulet

1/2 cuillère à soupe d'huile d'olive extra vierge

Sel au goût

Poivre noir fraîchement moulu au goût

Préparation:

Préparez le blanc de poulet : Rincez le blanc de poulet sous l'eau courante et séchez-le avec du papier absorbant. Retirez les cuticules ou l'excès de graisse. Assaisonner la poitrine de poulet : Dans un grand bol, verser la poitrine de poulet, l'huile d'olive extra vierge, une pincée de sel et un peu de poivre noir moulu.

Bien mélanger pour que l'assaisonnement adhère à toute la surface du poulet. Cuire la poitrine de poulet : Chauffer un gril à feu moyen-vif. Placez la poitrine de poulet sur le gril chaud et faites cuire environ 4 à 5 minutes de chaque côté, ou jusqu'à ce qu'elle soit dorée et bien cuite. Il est important de ne pas percer le poulet avec une fourchette pendant la cuisson pour éviter qu'il ne perde son jus. Servir:

Valeurs nutritionnelles (par portion) :

Calories : 250 kcal

Matière grasse : 10 g

Protéine : 35 g

Glucides : 0 g

TRUITE AU FOUR

Temps de préparation : 20 minutes

Temps de cuisson : 20 minutes

Doses : 1 personne

Ingrédients:

1 truite saumonée d'environ 250 g

2 cuillères à soupe d'huile d'olive extra vierge

1 citron non traité

1 gousse d'ail

1 branche de romarin

1/2 cuillère à café d'origan séché

Sel au goût

Poivre noir fraîchement moulu au goût

Tomates cerises (facultatif)

Olives noires (facultatif)

Préparation:

Nettoyer la truite : Lavez soigneusement la truite sous l'eau courante et séchez-la avec du papier absorbant. Retirez les écailles s'il y en a, videz-le et lavez-le à nouveau à l'intérieur. Assaisonner la truite : Dans un grand bol, verser l'huile d'olive extra vierge, le jus d'un citron, l'ail haché, le romarin haché, l'origan séché, une pincée de sel et une mouture de poivre noir. Mélangez bien l'assaisonnement. Disposer la truite sur une plaque à pâtisserie : Placer la truite sur une plaque à pâtisserie recouverte de papier sulfurisé. Répartir l'assaisonnement à l'intérieur de la cavité abdominale et à la surface de la truite.

Cuisson : Préchauffer le four à 180°C. Cuire la truite au four statique pendant environ 20 minutes, ou jusqu'à ce que la peau soit dorée et que la viande soit complètement cuite. Servir : Sortez la truite cuite du four et servez chaude.

Valeurs nutritionnelles (par portion) :

Calories : 350 kcal

Matière grasse : 20 g

Protéine : 30 g

Glucides : 5 g

OMELETTE AUX LÉGUMES

Temps de préparation : 10 minutes

Temps de cuisson : 15 minutes

Doses : 1 personne

Ingrédients:

2 oeufs

1 cuillère à soupe de parmesan râpé

1/4 d'oignon blanc haché

50 g de mélange de légumes au choix (courgettes,

poivrons, aubergines, tomates, etc.)

1 cuillère à soupe d'huile d'olive extra vierge

Sel au goût

Poivre noir fraîchement moulu au goût

Ciboulette fraîche hachée (facultatif)

Préparation:

Battre les œufs : Dans un grand bol, battre les œufs avec une pincée de sel et de poivre. Ajouter le parmesan : Mélanger le parmesan râpé avec les œufs battus et bien mélanger. Préparez les légumes : Lavez et coupez les légumes choisis en petits morceaux. Dans une poêle antiadhésive, faites chauffer l'huile d'olive extra vierge et faites revenir l'oignon émincé pendant quelques minutes. Ajouter le mélange de légumes et cuire environ 5 à 10 minutes ou jusqu'à ce qu'ils soient ramollis. Préparez l'omelette : Versez le mélange d'œufs battus dans la poêle avec les légumes cuits. Répartissez uniformément les légumes dans la pâte. Cuire l'omelette : Faites cuire l'omelette à feu doux pendant environ 7 à 8 minutes, ou jusqu'à ce que les bords commencent à se détacher de la poêle.

Retourner et terminer la cuisson : A l'aide d'une assiette ou d'un couvercle, retournez l'omelette et laissez-la cuire encore une minute pour la dorer également de l'autre côté. Servir : Pliez l'omelette en deux ou en triangle et servez chaud, garni de ciboulette fraîche hachée (facultatif).

Valeurs nutritionnelles (par portion) :

Calories : 250 kcal

Matière grasse : 15 g

Protéine : 15 g

Glucides : 5 g

BROCHETTES DE CREVETTES ET LÉGUMES GRILLÉS

Temps de préparation : 20 minutes

Temps de cuisson : 15 minutes

Doses pour 2 personnes

Ingrédients:

12 crevettes

1 courgette

1 poivron rouge

1 oignon rouge

2 cuillères à soupe d'huile

Huile d'olive vierge extra

Sel et poivre au goût

Préparation:

Nettoyer les crevettes et les décortiquer en laissant la queue intacte. Lavez les légumes et coupez-les en cubes d'environ 2 cm. Dans un bol, mélangez l'huile d'olive extra vierge avec du sel et du poivre. Faites mariner les crevettes et les légumes dans le bol pendant 15 minutes. Enfiler les crevettes et les légumes sur les brochettes en les alternant. Cuire les brochettes sur un gril chaud pendant 5 minutes de chaque côté ou jusqu'à ce que les crevettes soient complètement cuites. Servir les brochettes chaudes. Valeurs nutritionnelles (par portion) :

Calories : 300

Matière grasse : 15 g

Protéine : 30 g

Glucides : 10 g

CUISSES DE POULET AU CURRY ET YAOURT GREC

Temps de préparation : 20 minutes

Temps de cuisson : 30 minutes

Doses pour 2 personnes

Ingrédients:

2 cuisses de poulet

1 cuillère à soupe de curry en poudre

1 oignon blanc

1 gousse d'ail

200 g de yaourt grec

1 cuillère à soupe d'huile

Huile d'olive vierge extra

Sel et poivre au goût

Préparation:

Dans un bol, mélangez la poudre de curry avec du sel et du poivre. Frottez le mélange de curry sur les cuisses de poulet. Dans une poêle antiadhésive, faites chauffer l'huile d'olive extra vierge et faites revenir l'oignon émincé et l'ail haché pendant 5 minutes. Ajouter les cuisses de poulet et cuire 10 minutes de chaque côté. Ajoutez le yaourt grec et laissez cuire encore 10 minutes en remuant de temps en temps. Servir les cuisses de poulet avec la sauce au curry. Valeurs nutritionnelles (par portion) :

Calories : 400

Matière grasse : 20 g

Protéine : 40 g

Glucides : 10 g

BAR EN PAPIER AUX OLIVES ET TOMATES

Temps de préparation : 20 minutes

Temps de cuisson : 20 minutes

Doses pour 2 personnes

Ingrédients:

2 filets de bar

100 g de tomates cerises

50 g d'olives noires

1 branche de thym

1 cuillère à soupe d'huile

Huile d'olive vierge extra

Sel et poivre au goût

Préparation:

Préchauffer le four à 180°C. Lavez les tomates cerises et coupez-les en deux. Rincez les olives et dénoyautez-les. Disposez les filets de bar sur une feuille de papier sulfurisé. Répartir les tomates cerises, les olives et le thym sur les filets de bar. Assaisonner avec de l'huile d'olive extra vierge, du sel et du poivre. Fermez l'emballage et scellez-le bien. Cuire au four pendant 20 minutes. Servir le bar chaud dans du papier aluminium.

Valeurs nutritionnelles (par portion) :

Calories : 350

Matière grasse : 15 g

Protéine : 35 g

Glucides : 10 g

TRANCHE DE THON GRILLÉ AVEC SAUCE AVOCAT

Temps de préparation : 20 minutes

Temps de cuisson : 15 minutes

Doses pour 2 personnes

Ingrédients:

2 steaks de thon de 150 g chacun

1 avocat

1 citron vert

1/2 oignon rouge

1 piment jalapeno

1 cuillère à soupe de coriandre hachée

Huile d'olive vierge extra

Sel et poivre au goût

Préparation:

Préchauffer le gril à feu moyen-vif. Assaisonnez les steaks de thon avec de l'huile d'olive extra vierge, du sel et du poivre. Cuire les steaks de thon sur le gril pendant 5 minutes de chaque côté ou jusqu'à la cuisson désirée. Dans un bol, écrasez l'avocat avec une fourchette. Ajoutez le jus de citron vert, l'oignon rouge finement haché, le piment jalapeño finement haché et la coriandre hachée. Bien mélanger et assaisonner de sel et de poivre. Servir le steak de thon avec la sauce avocat.

Valeurs nutritionnelles (par portion) :

Calories : 400

Matière grasse : 30 g

Protéine : 40 g

SAUMON EN CROÛTE D'AMANDES

Temps de préparation : 20 minutes

Temps de cuisson : 15 minutes

Doses pour 2 personnes

Ingrédients:

2 darnes de saumon (200 g chacune)

50 g d'amandes effilées

1 blanc d'oeuf

1 cuillère à soupe d'huile

Huile d'olive vierge extra

Sel et poivre au goût

Préparation:

Préchauffer le four à 200°C. Badigeonner les pavés de saumon de blanc d'œuf. Saupoudrer les pavés de saumon d'amandes effilées en appuyant légèrement pour les faire adhérer. Assaisonnez avec du sel et du poivre. Disposez les pavés de saumon sur une plaque à pâtisserie recouverte de papier sulfurisé. Arrosez d'un filet d'huile d'olive extra vierge. Cuire au four pendant 15 minutes ou jusqu'à ce que le saumon soit complètement cuit. Servir le saumon en croûte d'amandes chaud. Valeurs nutritionnelles (par portion) :

Calories : 400

Matière grasse : 25 g

Protéine : 30 g

Glucides : 5 g

POITRINE DE POULET FARCIE AUX ARTICHAUTS

Temps de préparation : 30 minutes

Temps de cuisson : 40 minutes

Doses pour 2 personnes

Ingrédients:

2 poitrines de poulet

2 artichauts

1 échalote

1 gousse d'ail

1 cuillère à soupe de persil haché

50 g de chapelure

50 g de Grana Padano râpé

2 cuillères à soupe d'huile d'olive extra vierge

Sel et poivre au goût

Préparation:

Nettoyez les artichauts et coupez-les en fines tranches. Faites revenir l'échalote hachée et l'ail haché dans une poêle avec de l'huile d'olive extra vierge à feu moyen. Ajouter les artichauts et cuire 10 minutes. Sel et poivre au goût. Coupez les poitrines de poulet en poches et farcissez-les du mélange d'artichauts. Fermez les poches avec des cure-dents. Dans un bol, mélangez la chapelure avec le Grana Padano râpé, le persil haché, le sel et le poivre. Paner les poitrines de poulet dans le mélange de chapelure. Disposez les poitrines de poulet sur une plaque allant au four. Arrosez d'un filet d'huile d'olive extra vierge. Cuire au four à 180°C pendant 40 minutes ou jusqu'à ce que le poulet soit complètement cuit. Servir la poitrine de poulet farcie aux artichauts chauds. Valeurs nutritionnelles (par portion) : Calories : 500. Lipides : 30 g

Protéines : 40 g, Glucides : 10 g

ROULEAUX D'AUBERGINES

Temps de préparation : 30 minutes

Temps de cuisson : 40 minutes

Portions : 1 personne

Ingrédients :

1 aubergine moyenne

1/2 cuillère à soupe d'huile d'olive extra vierge

Sel au goût

Poivre noir fraîchement moulu au goût

50 g de ricotta

20 g de mozzarella râpée

1 cuillère à soupe de basilic frais haché

200 g de purée de tomates

1 gousse d'ail

1 cuillère à soupe d'huile d'olive extra vierge

Préparation:

Préparez les aubergines : Lavez l'aubergine et coupez-la en fines tranches longitudinales d'environ 1/2 cm d'épaisseur. Disposez les tranches d'aubergines sur une plaque à pâtisserie recouverte de papier sulfurisé, badigeonnez-les d'un filet d'huile d'olive extra vierge, salez-les légèrement et poivrez-les. Cuire au four préchauffé à 180°C pendant environ 20 minutes, ou jusqu'à ce que les aubergines soient ramollies et légèrement dorées. Préparez la garniture : Dans un bol, mélangez la ricotta avec la mozzarella râpée, le basilic haché, une pincée de sel et du poivre noir moulu. Mélangez bien le mélange jusqu'à obtenir un mélange homogène. Assemblez les rouleaux : Prenez une tranche d'aubergine cuite et étalez une cuillerée de garniture sur une face. Roulez la tranche d'aubergine sur elle-même pour former un rouleau. Procédez de la même manière pour toutes les tranches d'aubergines. Préparez la sauce : Dans une poêle, faites chauffer l'huile d'olive extra vierge et faire revenir l'ail émincé pendant une minute. Ajoutez la purée de tomates, une pincée de sel et un peu de poivre noir moulu. Cuire à feu doux pendant environ 15 minutes en remuant de temps en temps. Cuire les petits pains : Versez une cuillerée de sauce tomate au fond d'une plaque allant au four. Disposez les rouleaux d'aubergines dans la poêle et versez dessus le reste de la sauce. Cuire au four statique préchauffé à 180°C pendant environ 15 minutes, ou jusqu'à ce que la sauce épaississe et que les petits pains soient chauds. Servir : Sortez les rouleaux d'aubergines du four et servez-les bien chauds, accompagnés d'un accompagnement de légumes frais ou de pain. Valeurs nutritionnelles (par portion) :

Calories : 350 kcal

Matière grasse : 20 g

Protéine : 20 g

Glucides : 30 g

POULET AU FOUR AVEC TOMATES ET OLIVES

Temps de préparation : 20 minutes

Temps de cuisson : 40 minutes

Doses pour 2 personnes

Ingrédients:

2 cuisses de poulet

200 g de tomates cerises

100 g d'olives noires

1 branche de romarin

1 cuillère à soupe d'huile

Huile d'olive vierge extra

Sel et poivre au goût

Préparation:

Préchauffer le four à 180°C. Disposez les cuisses de poulet sur une plaque allant au four. Ajoutez les tomates cerises coupées en deux, les olives noires et le romarin. Assaisonner avec de l'huile d'olive extra vierge, du sel et du poivre. Cuire au four pendant 40 minutes ou jusqu'à ce que le poulet soit complètement cuit. Servir le poulet au four avec des tomates cerises chaudes et des olives. Valeurs nutritionnelles (par portion) :

Calories : 400

Matière grasse : 25 g

Protéine : 30 g

Glucides : 10 g

MORUE AU FOUR AVEC OLIVES ET TOMATES

Temps de préparation : 20 minutes

Temps de cuisson : 20 minutes

Doses pour 2 personnes

Ingrédients:

2 filets de cabillaud (200 g chacun)

100 g de tomates cerises

50 g d'olives noires

1 branche de romarin

1 cuillère à soupe d'huile

Huile d'olive vierge extra

Sel et poivre au goût

Préparation:

Préchauffer le four à 180°C. Disposez les filets de cabillaud sur une plaque allant au four. Ajoutez les tomates cerises coupées en deux, les olives noires et le romarin. Assaisonner avec de l'huile d'olive extra vierge, du sel et du poivre. Cuire au four pendant 20 minutes ou jusqu'à ce que la morue soit complètement cuite. Servir la morue au four avec des olives et des tomates cerises chaudes. Si vous préférez, vous pouvez également cuire la morue au four avec les pommes de terre. Dans ce cas, ajoutez les pommes de terre coupées en dés dans la poêle avec la morue et laissez cuire environ 30 minutes. Valeurs nutritionnelles (par portion) :

Calories : 350

Matière grasse : 20 g

Protéine : 30 g

Glucides : 10 g

RECETTES
D'ACCOMPAGNEMENT

SALADE D'ÉPINARDS ET D'AMANDES

Temps de préparation : 10 minutes

Temps de cuisson : 0 minute

Doses pour 2 personnes :

Ingrédients

200 g d'épinards frais

50 g d'amandes décortiquées

20 g de parmesan râpé

1 cuillère à soupe d'huile d'olive extra vierge

Jus de citron (facultatif)

Sel au goût

Poivre noir fraîchement moulu au goût

Préparation:

Lavez bien les épinards et séchez-les avec un torchon. Faire griller les amandes dans une poêle antiadhésive pendant quelques minutes, en remuant souvent, jusqu'à ce qu'elles soient dorées. Dans un grand bol, mélanger les épinards, les amandes grillées, le parmesan râpé, l'huile d'olive extra vierge, le jus de citron (le cas échéant), une pincée de sel et de poivre noir moulu. Mélangez bien le tout et servez immédiatement la salade.

Valeurs nutritionnelles (par portion) :

Calories : 300 kcal

Matière grasse : 20 g

Protéine : 15 g

Glucides : 10 g

COURGETTES GRILLÉES AU CITRON ET MENTHE

Temps de préparation : 15 minutes

Temps de cuisson : 10 minutes

Doses pour 2 personnes :

Ingrédients

2 courgettes moyennes

1 cuillère à soupe d'huile d'olive extra vierge

Jus de citron (facultatif)

Sel au goût

Poivre noir fraîchement moulu au goût

Feuilles de menthe fraîche (facultatif)

Préparation:

Lavez les courgettes et coupez-les en fines tranches. Faites chauffer un grill ou une poêle antiadhésive. Graisser légèrement le gril ou la poêle avec de l'huile d'olive extra vierge. Cuire les courgettes grillées 5 minutes de chaque côté ou jusqu'à ce qu'elles soient dorées. Assaisonnez les courgettes grillées avec un filet d'huile d'olive extra vierge, du jus de citron (le cas échéant), une pincée de sel et du poivre noir fraîchement moulu. Décorez de feuilles de menthe fraîche (facultatif) et servez immédiatement.

Valeurs nutritionnelles (par portion) :

Calories : 150 kcal

Matière grasse : 10 g

Protéine : 2 g

Glucides : 5 g

TOMATES FARCIES AU COUSCOUS

Temps de préparation : 20 minutes

Temps de cuisson : 20 minutes

Doses pour 2 personnes :

Ingrédients:

4 tomates moyennes

100 g de couscous

150 ml de bouillon de légumes

1/2 oignon rouge

1 poivron vert

1 petite courgette

1 cuillère à soupe d'huile d'olive extra vierge

Basilic frais

Sel au goût

Poivre noir fraîchement moulu au goût

Préparation:

Lavez les tomates et coupez-les en deux horizontalement, en enlevant les pépins et la pulpe interne. Préparez le couscous : versez le couscous dans un grand bol, ajoutez une pincée de sel et mélangez avec les dents d'une fourchette. Versez le bouillon de légumes chaud sur le couscous, mélangez bien et couvrez d'un torchon. Laisser reposer 10 minutes. Hachez finement l'oignon rouge. Coupez le poivron vert et la courgette en petits morceaux. Dans une poêle, faites chauffer l'huile d'olive extra vierge et faites revenir l'oignon émincé pendant quelques minutes. Ajouter le poivron vert et la courgette et cuire environ 5 minutes ou jusqu'à ce que les légumes soient ramollis. Remuer le couscous avec une fourchette et l'ajouter aux légumes dans la poêle. Bien mélanger et cuire quelques minutes en remuant souvent.

Ajoutez les feuilles de basilic frais hachées, une pincée de sel et du poivre noir moulu au mélange de couscous. Remplissez les tomates avec le mélange de couscous et de légumes. Disposez les tomates farcies sur une plaque à pâtisserie graissée avec de l'huile d'olive extra vierge. Cuire au four statique préchauffé à 180°C pendant environ 20 minutes, ou jusqu'à ce que les tomates soient dorées. Servir les tomates farcies au couscous bien chaudes.

Valeurs nutritionnelles (par portion) :

Calories : 350 kcal

Matière grasse : 15 g

Protéine : 15 g

Glucides : 35 g

CAROTTES GLACE AU MIEL

Temps de préparation : 10 minutes

Temps de cuisson : 20 minutes

Doses pour 2 personnes :

Ingrédients:

4 carottes moyennes

2 cuillères à soupe de miel

1 cuillère à soupe de beurre

1/2 cuillère à café de cannelle moulue

Sel au goût

Poivre noir fraîchement moulu au goût

Préparation:

Lavez les carottes et épluchez-les. Coupez les carottes en rondelles d'environ 1 cm d'épaisseur. Dans une poêle, faire chauffer le beurre à feu moyen. Ajoutez les carottes et faites-les cuire environ 5 minutes en remuant souvent. Mélangez le miel, la cannelle moulue, une pincée de sel et le poivre noir moulu. Bien mélanger et cuire encore 15 minutes ou jusqu'à ce que les carottes soient tendres et caramélisées. Servir les carottes glacées au miel bien chaudes.

Valeurs nutritionnelles (par portion) :

Calories : 200 kcal

Matière grasse : 10 g

Protéine : 1 g

Glucides : 30 g

SALADE D'ÉPINARDS AUX TOMATES ET FETA

Temps de préparation : 10 minutes

Temps de cuisson : 0 minute

Doses pour 2 personnes

Ingrédients:

200 g d'épinards frais

150 g de tomates cerises

100 g de feta

1 oignon rouge

3 cuillères à soupe d'huile

Huile d'olive vierge extra

1 cuillère à soupe de jus de citron

Sel et poivre au goût

Préparation:

Lavez les épinards et séchez-les bien. Coupez les tomates cerises en deux. Émiettez la feta. Tranchez l'oignon rouge. Dans un bol, mélanger les épinards, les tomates cerises, la feta, l'oignon rouge, l'huile d'olive extra vierge, le jus de citron, le sel et le poivre. Servir immédiatement la salade d'épinards avec les tomates cerises et la feta.

Valeurs nutritionnelles (par portion) :

Calories : 200

Matière grasse : 15 g

Protéine : 15 g

Glucides : 10 g

BROCOLI AU FOUR
AU PARMESAN

Temps de préparation : 20 minutes

Temps de cuisson : 20 minutes

Doses pour 2 personnes

Ingrédients:

500 g de brocoli

50 g de parmesan râpé

2 cuillères à soupe d'huile

Huile d'olive vierge extra

Sel et poivre au goût

Préparation:

Préchauffer le four à 200°C. Lavez le brocoli et coupez-le en fleurons. Disposez le brocoli sur une plaque à pâtisserie. Assaisonner avec de l'huile d'olive extra vierge, du sel et du poivre. Saupoudrer le brocoli de parmesan râpé. Cuire au four pendant 20 minutes ou jusqu'à ce que le brocoli soit doré. Valeurs nutritionnelles (par portion) :

Calories : 250

Matière grasse : 15 g

Protéine : 20 g

Glucides : 15 g

CHOUX DE BRUXELLES POÊLÉS

Temps de préparation : 15 minutes

Temps de cuisson : 10 minutes

Doses pour 2 personnes :

Ingrédients:

300 g de choux de Bruxelles

1 cuillère à soupe d'huile d'olive extra vierge

1 gousse d'ail

1/2 piment fort (facultatif)

Sel au goût

Poivre noir fraîchement moulu au goût

Préparation:

Lavez les choux de Bruxelles et coupez-les en deux. Dans une poêle, faites chauffer l'huile d'olive extra vierge à feu moyen. Ajoutez l'ail émincé et le piment fort (le cas échéant) et faites revenir pendant une minute. Ajoutez les choux de Bruxelles et faites-les cuire environ 5 minutes en remuant souvent. Sel et poivre au goût. Cuire encore 5 minutes ou jusqu'à ce que les choux de Bruxelles soient tendres. Servir les choux de Bruxelles poêlés bien chauds.

Valeurs nutritionnelles (par portion) :

Calories : 150 kcal

Matière grasse : 10 g

Protéine : 5 g

Glucides : 10 g

POIVRONS RÔTIS À L'AIL

Temps de préparation : 15 minutes

Temps de cuisson : 40 minutes

Doses pour 2 personnes :

Ingrédients:

2 poivrons

2 cuillères à soupe d'huile d'olive extra vierge

2 gousses d'ail

Sel au goût

Poivre noir fraîchement moulu au goût

Préparation:

Lavez les poivrons et coupez-les en deux dans le sens de la longueur en enlevant les graines et les filaments blancs. Disposez les poivrons sur une plaque à pâtisserie recouverte de papier sulfurisé. Arroser les poivrons d'un filet d'huile Huile d'olive vierge extra. Ajoutez les gousses d'ail pelées et légèrement écrasées. Sel et poivre au goût. Cuire au four statique préchauffé à 180°C pendant environ 40 minutes, ou jusqu'à ce que les poivrons soient bien rôtis et tendres. Retirez les poivrons rôtis du four et laissez-les refroidir légèrement. Épluchez les poivrons rôtis (facultatif). Coupez les poivrons rôtis en lanières.

Servir les poivrons rôtis avec l'ail chaud.

Valeurs nutritionnelles (par portion) :

Calories : 100 kcal

Matière grasse : 5 g

Protéine : 2 g

Glucides : 15 g

HARICOTS VERTS POÊLÉS AUX ÉCHALOTES

Temps de préparation : 15 minutes

Temps de cuisson : 15 minutes

Doses pour 2 personnes

Ingrédients:

300 g de haricots verts

1 échalote

2 cuillères à soupe d'huile

Huile d'olive vierge extra

Sel et poivre au goût

Préparation:

Lavez les haricots verts et coupez-les. Faites cuire les haricots verts dans de l'eau bouillante salée pendant 10 minutes. Retirez les haricots verts et refroidissez-les sous l'eau courante. Coupez l'échalote en fines tranches. Faites chauffer l'huile d'olive extra vierge dans une poêle à feu moyen. Faites revenir l'échalote pendant 2 minutes. Ajouter les haricots verts et cuire 5 minutes en remuant fréquemment. Sel et poivre au goût. Servir les haricots verts poêlés avec les échalotes bien chauds.

Valeurs nutritionnelles (par portion) :

Calories : 150

Matière grasse : 10 g

Protéine : 10 g

Glucides : 10 g

COURGETTES MARINÉES GRILLÉES

Temps de préparation : 20 minutes

Temps de cuisson : 15 minutes

Doses pour 2 personnes

Ingrédients:

2 courgettes

2 cuillères à soupe d'huile

Huile d'olive vierge extra

1 cuillère à soupe de jus de citron

1 gousse d'ail

1 branche de thym

Sel et poivre au goût

Préparation:

Lavez les courgettes et coupez-les en tranches. Chauffer un gril à feu moyen-vif. Griller les courgettes 5 minutes de chaque côté ou jusqu'à ce qu'elles soient dorées. Dans un bol, mélanger l'huile d'olive extra vierge, le jus de citron, l'ail haché, le thym haché, le sel et le poivre. Faites mariner les courgettes grillées dans la sauce pendant 15 minutes. Servir les courgettes grillées marinées.

Valeurs nutritionnelles (par portion) :

Calories : 100

Matière grasse : 5 g

Protéine : 5 g

Glucides : 5 g

CHAMPIGNONS SAUTÉS AU PERSIL

Temps de préparation : 15 minutes

Temps de cuisson : 10 minutes

Doses pour 2 personnes :

Ingrédients:

300 g de champignons mélangés

1 cuillère à soupe d'huile d'olive extra vierge

1 gousse d'ail

1/2 échalote

1/2 verre de vin blanc sec (facultatif)

Persil frais

Sel au goût

Poivre noir fraîchement moulu au goût

Préparation:

Nettoyez les champignons et coupez-les en tranches. Dans une poêle, faites chauffer l'huile d'olive extra vierge à feu moyen. Ajoutez l'ail haché et les échalotes finement hachées et faites revenir une minute. Ajoutez les champignons et faites-les cuire environ 5 minutes en remuant souvent. Ajoutez le vin blanc sec (si utilisé) et laissez-le s'évaporer. Sel et poivre au goût. Cuire encore 5 minutes ou jusqu'à ce que les champignons soient tendres. Ajoutez le persil frais haché et mélangez bien. Servir les champignons sautés avec du persil bien chaud.

Valeurs nutritionnelles (par portion) :

Calories : 150 kcal

Matière grasse : 10 g

Protéine : 5 g

Glucides : 10 g

ASPERGES VAPEUR AU PARMESAN

Temps de préparation : 10 minutes

Temps de cuisson : 10 minutes

Doses pour 2 personnes :

Ingrédients:

200 g d'asperges

Cascade

Fromage Parmesan râpé

Sel au goût

Poivre noir fraîchement moulu au goût

Préparation:

Lavez les asperges et coupez la partie dure. Faites cuire les asperges à la vapeur pendant 10 minutes ou jusqu'à ce qu'elles soient tendres. Disposez les asperges cuites sur un plat de service. Arrosez les asperges d'un filet d'huile d'olive extra vierge. Saupoudrer de parmesan râpé au goût. Sel et poivre au goût. Servir les asperges cuites à la vapeur avec du parmesan bien chaud.

Valeurs nutritionnelles (par portion) :

Calories : 100 kcal

Matière grasse : 5 g

Protéine : 5 g

Glucides : 10 g

CHOU-FLEUR RÔTI AU CURRY

Temps de préparation : 20 minutes

Temps de cuisson : 30 minutes

Doses pour 2 personnes

Ingrédients:

1 chou-fleur

2 cuillères à soupe de curry en poudre

2 cuillères à soupe d'huile

Huile d'olive vierge extra

Sel et poivre au goût

Préparation:

Préchauffer le four à 200°C. Coupez le chou-fleur en fleurons. Dans un bol, mélanger le curry, l'huile d'olive extra vierge, le sel et le poivre. Ajouter les fleurons de chou-fleur dans le bol et bien mélanger. Disposez les fleurons de chou-fleur sur une plaque allant au four. Cuire au four pendant 30 minutes ou jusqu'à ce que le chou-fleur soit doré et croustillant.

Valeurs nutritionnelles (par portion) :

Calories : 200

Matière grasse : 10 g

Protéine : 10 g

Glucides : 20 g

CAROTTES AU FOUR AU MIEL ET ROMARIN

Temps de préparation : 15 minutes

Temps de cuisson : 20 minutes

Doses pour 2 personnes

Ingrédients:

500 g de carottes

2 cuillères à soupe de miel

1 branche de romarin

Sel et poivre au goût

Préparation:

Préchauffer le four à 200°C. Épluchez les carottes et coupez-les en rondelles. Dans un bol, mélangez le miel, le romarin haché, le sel et le poivre. Ajouter les tranches de carottes dans le bol et bien mélanger. Disposez les rondelles de carottes sur une plaque allant au four. Cuire au four pendant 20 minutes ou jusqu'à ce que les carottes soient tendres.

Valeurs nutritionnelles (par portion) :

Calories : 150

Matière grasse : 5 g

Protéine : 5 g

Glucides : 25 g

BETTERAVE AU FOUR AVEC SAUCE YAOURT

Temps de préparation : 20 minutes

Temps de cuisson : 45 minutes

Doses pour 2 personnes

Ingrédients:

2 betteraves

100 g de yaourt grec

1 cuillère à soupe d'huile

Huile d'olive vierge extra

1 gousse d'ail

1 brin de menthe

Sel et poivre au goût

Préparation:

Préchauffer le four à 200°C. Lavez les betteraves et enveloppez-les individuellement dans du papier aluminium. Cuire les betteraves au four pendant 45 minutes ou jusqu'à ce qu'elles soient tendres. Dans un bol, mélanger le yaourt grec, l'huile d'olive extra vierge, l'ail haché, la menthe hachée, le sel et le poivre. Sortez les betteraves du four et épluchez-les. Coupez les betteraves en tranches et servez avec la sauce au yaourt.

Valeurs nutritionnelles (par portion) :

Calories : 250

Matière grasse : 10 g

Protéine : 15 g

Glucides : 30 g

PATATES DOUCES AU FOUR AU PAPRIKA

Temps de préparation : 15 minutes

Temps de cuisson : 30 minutes

Doses pour 2 personnes

Ingrédients:

2 patates douces

1 cuillère à soupe de paprika

1 cuillère à soupe d'huile

Huile d'olive vierge extra

Sel et poivre au goût

Préparation:

Préchauffer le four à 200°C. Épluchez les patates douces et coupez-les en cubes. Dans un bol, mélanger le paprika, l'huile d'olive extra vierge, le sel et le poivre. Ajoutez les cubes de patate douce dans le bol et mélangez bien. Disposez les cubes de patate douce sur une plaque à pâtisserie. Cuire au four pendant 30 minutes ou jusqu'à ce que les patates douces soient dorées et croustillantes.

Valeurs nutritionnelles (par portion) :

Calories : 200

Matière grasse : 10 g

Protéine : 5 g

Glucides : 30 g

CITROUILLE AU FOUR À LA SAUGE ET NOIX

Temps de préparation : 20 minutes

Temps de cuisson : 40 minutes

Doses pour 4 personnes

Ingrédients:

1 kg de potiron

10 feuilles de sauge

50 g de noix

4 cuillères à soupe d'huile

Huile d'olive vierge extra

Sel et poivre au goût

Préparation:

Préchauffer le four à 200°C. Lavez le potiron et coupez-le en tranches d'environ 2 cm d'épaisseur. Disposez les tranches de potiron sur une plaque allant au four. Étalez les feuilles de sauge et les noix sur les tranches de citrouille. Assaisonner avec de l'huile d'olive extra vierge, du sel et du poivre. Cuire au four pendant 40 minutes ou jusqu'à ce que la courge soit tendre.

Valeurs nutritionnelles (par portion) :

Calories : 250

Matière grasse : 15 g

Protéine : 5 g

Glucides : 30 g

SALADE DE QUINOA

AUX LÉGUMES ET FETA

Temps de préparation : 20 minutes

Temps de cuisson : 20 minutes

Doses pour 4 personnes

Ingrédients:

200 g de quinoa

200 g de tomates cerises

1 concombre

1 poivron rouge

1 oignon rouge

150 g de feta

4 cuillères à soupe d'huile d'olive extra vierge

2 cuillères à soupe de jus de citron

Sel et poivre au goût

Préparation:

Faites cuire le quinoa dans l'eau bouillante salée pendant 20 minutes. Égoutter le quinoa et le refroidir sous l'eau courante. Coupez les tomates cerises en deux. Coupez le concombre en cubes. Coupez le poivron rouge en cubes. Coupez l'oignon rouge en fines tranches. Émiettez la feta. Dans un bol, mélanger le quinoa, les tomates cerises, le concombre, le poivron rouge, l'oignon rouge, la feta, l'huile d'olive extra vierge, le jus de citron, le sel et le poivre.

Valeurs nutritionnelles (par portion) :

Calories : 400

Matière grasse : 20 g

Protéine : 20 g

Glucides : 40 g

SALADE DE CONCOMBRE ET D'AVOCAT

Temps de préparation : 10 minutes

Temps de cuisson : 0 minute

Doses pour 2 personnes :

Ingrédients:

1 concombre moyen

1 avocat mûr

1/2 oignon rouge

1 tomate

1 cuillère à soupe d'huile

d'olive extra vierge

Jus de citron (facultatif)

Sel au goût

Poivre noir fraîchement moulu au goût

Préparation:

Lavez le concombre et coupez-le en fines tranches. Coupez l'avocat en deux, retirez le noyau, épluchez-le et coupez la pulpe en cubes. Coupez l'oignon rouge en fines tranches. Coupez la tomate en petits morceaux. Dans un grand bol, mélanger le concombre, l'avocat, l'oignon rouge, la tomate, l'huile d'olive extra vierge, le jus de citron (le cas échéant), une pincée de sel et du poivre noir fraîchement moulu.

Mélangez bien le tout et servez immédiatement la salade de concombre et d'avocat.

Valeurs nutritionnelles (par portion) :

Calories : 250 kcal

Matière grasse : 20 g

Protéine : 5 g

Glucides : 15 g

AUBERGINES GRILLÉES AU BASILIC

Temps de préparation : 20 minutes

Temps de cuisson : 20 minutes

Doses pour 2 personnes :

Ingrédients:

2 aubergines moyennes

2 cuillères à soupe d'huile d'olive extra vierge

Basilic frais

Sel au goût

Poivre noir fraîchement moulu au goût

Préparation:

Lavez les aubergines et coupez-les en tranches d'environ 1 cm d'épaisseur. Saupoudrer les tranches d'aubergines d'une pincée de sel. Dans une poêle, faites chauffer l'huile d'olive extra vierge à feu moyen. Cuire les aubergines grillées environ 10 minutes de chaque côté ou jusqu'à ce qu'elles soient dorées. Disposez les aubergines grillées sur une assiette de service. Arroser les aubergines grillées d'un filet d'huile d'olive extra vierge. Décorer de feuilles de basilic frais. Sel et poivre au goût. Servir les aubergines grillées au basilic bien chaudes.

Valeurs nutritionnelles (par portion) :

Calories : 200 kcal

Matière grasse : 15 g

Protéine : 5 g

Glucides : 10 g

CONCLUSION

Merci de vous lancer dans ce voyage avec " Régime OMAD 2025". Nous espérons que le livre vous a donné toutes les informations, outils et inspirations dont vous avez besoin pour transformer votre vie grâce à l'approche OMAD. Adopter un nouveau mode de vie peut sembler un défi, mais avec de la détermination et les bonnes ressources, les bénéfices peuvent être extraordinaires. Nous avons exploré ensemble les principes fondamentaux du Régime OMAD, ses nombreux bienfaits, ses plans de repas hebdomadaires et ses délicieuses recettes pour vous aider à maintenir un équilibre nutritionnel optimal.

A travers des témoignages et des conseils pratiques, nous espérons vous avoir donné la confiance nécessaire pour vous lancer et persévérer dans cette voie. Vos commentaires sont précieux pour nous et pour tous ceux qui recherchent des informations fiables et de l'inspiration. Nous vous invitons à partager votre expérience et vos opinions en laissant un avis.

Vos propos peuvent faire la différence pour les autres lecteurs qui envisagent d'adopter le Régime OMAD.

Remarque : Nous vous serions reconnaissants de prendre quelques minutes pour laisser un commentaire. Vos avis nous aident à nous améliorer et à toujours offrir le meilleur à nos lecteurs. Merci encore d'avoir choisi " Régime OMAD 2025". Nous vous souhaitons santé, bonheur et succès dans votre voyage vers un avenir meilleur. Nous avons hâte de connaître votre avis ! Avec gratitude,

[KLARLOCK]

www.ingramcontent.com/pod-product-compliance
Lightning Source LLC
Chambersburg PA
CBHW070650250726
48662CB00001B/59